María del Pilar Díaz Martínez

Principios básicos del fisioterapeuta en la punción seca

María del Pilar Díaz Martínez

Principios básicos del fisioterapeuta en la punción seca

Fundamentos clave para la aplicación efectiva de la punción seca

Editorial Académica Española

Imprint
Any brand names and product names mentioned in this book are subject to trademark, brand or patent protection and are trademarks or registered trademarks of their respective holders. The use of brand names, product names, common names, trade names, product descriptions etc. even without a particular marking in this work is in no way to be construed to mean that such names may be regarded as unrestricted in respect of trademark and brand protection legislation and could thus be used by anyone.

Cover image: www.ingimage.com

Publisher:
Editorial Académica Española
is a trademark of
Dodo Books Indian Ocean Ltd. and OmniScriptum S.R.L publishing group

120 High Road, East Finchley, London, N2 9ED, United Kingdom
Str. Armeneasca 28/1, office 1, Chisinau MD-2012, Republic of Moldova, Europe
Printed at: see last page
ISBN: 978-613-9-44232-4

ÍNDICE

1. INTRODUCCIÓN A LOS PUNTOS GATILLO (PG).

1.1. Historia y definición de los puntos gatillo (PG).

La comprensión del dolor musculoesquelético ha avanzado significativamente, enfocándose en identificar fuentes y causas específicas, como las neuropáticas, disfunciones articulares, causas musculares y la modulación del dolor por el sistema nervioso central. La historia del dolor muscular fue ampliamente revisada durante el siglo XX y actualizada recientemente, destacando las publicaciones que sustentan nuestra comprensión actual del dolor miofascial provocado por puntos gatillo (PG).

En el siglo XIX, Froriep describió "Muskel Sch wiele" como durezas palpables y dolorosas en los músculos, mientras que Adler en América usó el término "reumatismo muscular" e introdujo el concepto de dolor irradiado desde puntos sensibles. En Inglaterra, Gowers, Stockman y Llewellyn Jones introdujeron el término "fibrositis", mientras que en Alemania, Schmidt utilizó "Muskelrheumatismus". Schade, en 1919, descubrió que las durezas musculares persistían incluso después de la muerte, sugiriendo que la causa no era la contracción muscular activa, y propuso el término "Myogelosen". Durante las décadas siguientes, varios investigadores, como F. Lange y M. Lange, contribuyeron a la comprensión de las respuestas musculares y los PG. En 1937, Hans Kraus utilizó por primera vez el spray de cloruro de etilo para tratar los "Muskelhiirten" y, posteriormente, los PG. Kellgren, en 1938, demostró patrones de dolor referido al inyectar solución salina en los músculos. En este mismo período, tres médicos, Michael Gutstein, Michael Kelly y Janet Travell, identificaron los PG miofasciales en diferentes regiones del mundo, cada uno utilizando diferentes términos diagnósticos, pero describiendo características similares como la dureza palpable, puntos de sensibilidad extrema, dolor referido y alivio mediante masaje o infiltración. Travell, en particular, tuvo una influencia duradera con más de 40 artículos publicados entre 1942 y 1990, y su "Manual de los puntos gatillo" publicado en 1983 y 1992, donde documentó los patrones de dolor de PG en 32 músculos esqueléticos (1).

Estudios anatomopatológicos han intentado identificar la causa de los PG. Miehlke y sus colegas realizaron un estudio extenso sobre la fibrositis, encontrando hallazgos distróficos en casos más sintomáticos. La relación entre la fibromialgia y los PG ha sido un tema de debate, pero en 1990, un grupo de reumatólogos estableció criterios diagnósticos para la fibromialgia, vinculándola a una disfunción del sistema nervioso central. A mediados de los años ochenta, A. Fischer desarrolló un algómetro de presión para medir la sensibilidad de los PG y los puntos hipersensibles en la fibromialgia (1).

Finalmente, estudios recientes de EMG de aguja realizados por Hubbard y Berkoff en 1993 y experimentos con conejos realizados por Hong y Torigoe en 1994 confirmaron que una zona de placas motoras disfuncional es la principal localización de la patofisiología de los PG. Un avance adicional fue el estudio de confiabilidad interexaminadores realizado por Gerwin en 1994, que demostró la identificación fiable de criterios de PG miofasciales en cinco músculos (1).

Con respecto a las definiciones que se pueden encontrar, el síndrome del dolor miofascial (SDM) es una condición caracterizada por un conjunto de signos y síntomas sensoriales, motores y autonómicos, que resultan de la presencia de puntos gatillo miofasciales (PGM). Estos PGM son áreas hiperirritables dentro de una banda tensa de un músculo esquelético, que se presentan como nódulos palpables y son dolorosos al ser presionados, estirados o contraídos (6). Además de dolor localizado, los PGM pueden causar dolor referido, disfunción motora, y fenómenos autonómicos, como cambios en la temperatura de la piel o sudoración anormal y tienen un diámetro entre 2 y 5 mm. Para diagnosticar un SDM, es crucial identificar todos los PGM que contribuyen a los síntomas, incluso si algunos de ellos no están clínicamente activos. El SDM puede afectar un solo músculo (SDM monomuscular) o involucrar grupos musculares o regiones anatómicas más amplias (2).

El concepto de PGM ha evolucionado desde que el término fue introducido por el cirujano ortopédico A. Steindler en 1940, quien observó que las infiltraciones con novocaína en estos puntos aliviaban ciertos dolores musculares. Sin embargo, la definición más comúnmente utilizada para los puntos gatillo es la proporcionada por Janet Travell y David Simons en 1992 "Un punto gatillo miofascial (PGM) es un punto del músculo que es extremadamente irritable, asociado con un nódulo hipersensible palpable dentro de una banda tensa". Ellos fueron de los pioneros en investigar y publicar sobre los PGM, desarrollando un manual que se ha convertido en una referencia para estudios posteriores. Históricamente, los PGM han sido conocidos por varios nombres, lo que ha generado confusión. Sin embargo, la terminología desarrollada por Travell y Simons ha sido ampliamente aceptada en la comunidad científica. Estos puntos gatillo, cuando se encuentran en músculos esqueléticos, pueden desencadenar dolor referido, hipersensibilidad y disfunción, haciendo esencial un diagnóstico preciso y un tratamiento adecuado (3).

1.2. Importancia y epidemiología de los PG.

La musculatura esquelética, el órgano más grande del cuerpo humano y que representa casi el 50% del peso corporal, está formada por aproximadamente 400 músculos. Estos músculos pueden desarrollar puntos gatillo miofasciales (PG) que causan dolor y disfunción motora, a veces irradiando a otras áreas. No se puede afirmar que todos los puntos dolorosos al tacto son PGM, para considerarlo un punto gatillo debemos observar otras características que se detallarán más adelante en la sección de diagnóstico de puntos gatillo. Este tipo de dolor complica el diagnóstico y puede llevar a tratamientos inadecuados. Al menos el 30% de la población experimenta síntomas musculares, y muchos casos corresponden al síndrome miofascial (SMF), un problema común pero subdiagnosticado, especialmente porque no siempre presenta alteraciones visibles en pruebas de imagen o análisis (4).

El SMF es una condición incapacitante, especialmente en la población en edad laboral, y aunque es tratable, su manejo efectivo requiere no solo aliviar el dolor, sino también corregir problemas estructurales y posturales. El correcto diagnóstico y tratamiento de esta condición es crucial para mejorar la calidad de vida de los pacientes (5). El SMF se relaciona con diversas dolencias musculoesqueléticas como lumbalgias (6), cervicalgias (7), cefaleas (8, 9) o dolor escapular (10). Los PGM pueden ser tanto la causa primaria de dolor como una complicación secundaria a otras patologías. Aunque el dolor miofascial no pone en peligro la vida, puede afectar gravemente la calidad de vida.

Es fundamental diferenciar el SMF de otros trastornos, como la fibromialgia, ya que, aunque comparten ciertos síntomas, sus tratamientos son diferentes. La fibromialgia, que es una condición diferente al SDM, se ha vinculado a este debido a la similitud en algunos de sus síntomas. La fibromialgia se caracteriza por un proceso de sensibilización central que provoca dolor generalizado en varios tejidos, incluyendo los músculos. Con el objetivo de avanzar en la investigación de la fibromialgia y para facilitar su diagnóstico y clasificación, se han identificado 18 puntos específicos de dolor a la presión, de los cuales la mayoría coinciden con los puntos gatillo miofasciales. Este solapamiento, junto con el desconocimiento del SDM y las dificultades para diagnosticarlo, ha llevado a confusiones y diagnósticos erróneos. Es muy común que las personas con fibromialgia también tengan SDM, pero no ocurre con la misma frecuencia en sentido inverso (11).

El costo asociado al dolor miofascial es elevado y mayormente evitable. Muchas personas sufren dolor persistente que podría mejorar con un diagnóstico y tratamiento adecuados. La falta de reconocimiento de la naturaleza miofascial del dolor lleva a diagnósticos erróneos, generando frustración y dificultando el tratamiento efectivo. Es crucial que los profesionales de la salud mejoren su capacitación y comprensión de los PG miofasciales para reducir el sufrimiento y los costos relacionados con el dolor crónico no tratado. Además, aumentar la investigación y divulgación sobre esta condición puede optimizar los tratamientos y mejorar la calidad de vida de los pacientes (11).

Con respecto a la epidemiología los puntos gatillo miofasciales (PG) son extremadamente comunes y afectan a un gran porcentaje de la población. En un estudio realizado con 200 adultos jóvenes asintomáticos, se encontró que el 54% de las mujeres y el 45% de los hombres presentaban PG en los músculos de la cintura escapular. Además, el 25% de estos sujetos con PG latentes experimentaron dolor referido. En otro estudio con 269 estudiantes de enfermería, se identificaron PG en el 54% de los músculos pterigoideos laterales derechos, el 45% de los maseteros derechos profundos, el 43% de la parte anterior de los temporales derechos y el 40% de los pterigoideos mediales derechos. En cuanto a los músculos del cuello, el 35% de los esplenios de la cabeza y el 33% de los trapecios derechos mostraron PG. Un neurólogo examinó a 96 pacientes en una clínica del dolor y encontró que en el 93% de los casos, al menos parte del dolor era causado por PG miofasciales, siendo la causa primaria del dolor en el 74% de estos pacientes. Además, en una clínica ortopédica, el 21% de los pacientes con dolor del aparato locomotor presentaron PG activos en el músculo piramidal (12).

Los datos muestran que los PG miofasciales son una fuente significativa de dolor y disfunción, con una prevalencia que varía entre diferentes estudios y poblaciones. Sin embargo, estos puntos gatillo siguen siendo subdiagnosticados debido a la falta de criterios diagnósticos claros y la insuficiente formación en este campo. Esto contribuye a diagnósticos incorrectos y a un sufrimiento innecesario para los pacientes, además de altos costos económicos debido a la pérdida de productividad y tratamientos inadecuados. En resumen, los PG miofasciales afectan a un porcentaje significativo de la población y son una de las principales causas de dolor musculoesquelético, lo que subraya la necesidad de un mayor enfoque en su diagnóstico y tratamiento adecuado en la práctica clínica (12).

1.3. Características, tipos y mecanismo de formación de los PG.

A continuación, se presentan las características clínicas clave de los puntos gatillo miofasciales (PGM) que los fisioterapeutas deben reconocer para el diagnóstico del síndrome de puntos gatillo miofascial (SDM) (13):

- Tensión y banda tensa: Los músculos con un PGM se sienten tensos a la palpación, especialmente comparados con el lado opuesto sano. Esta tensión se debe a la presencia de bandas tensas en el músculo afectado. La banda tensa es una característica distintiva del PGM, aunque puede ser difícil de identificar en músculos profundos o con exceso de grasa.
- Focalidad del dolor: Al palpar la banda tensa, se identifica un punto específico que es notablemente doloroso, conocido como PGM. La presión moderada sobre este punto puede provocar una respuesta dolorosa intensa, lo que se conoce como signo del salto. Este signo indica una alta sensibilidad en el PGM, aunque su variabilidad y subjetividad lo hacen menos confiable en estudios, siendo la algometría una herramienta más precisa para medir el umbral de dolor.
- Respuesta de espasmo local: La respuesta de espasmo local (REL) se observa al pinchar el PGM o al realizar una palpación rápida. Consiste en una contracción rápida de las fibras en la banda tensa, mientras el resto del músculo permanece relajado. Aunque es una característica importante, no se considera un criterio diagnóstico esencial debido a su dificultad para obtenerse y a su fiabilidad variable.
- Dolor referido: La presión prolongada sobre un PGM puede causar dolor referido a otras áreas del cuerpo, siguiendo patrones específicos de cada PGM. Aunque estos patrones son consistentes, no son universales y pueden variar. La capacidad de provocar dolor referido es variable y no siempre es un criterio diagnóstico confiable, siendo más efectiva la

punción del PGM para inducir dolor referido en comparación con la palpación.

- Rigidez y acortamiento: Los PGM provocan rigidez en reposo y acortamiento del músculo afectado, lo que puede limitar la movilidad articular y causar dolor al estirar el músculo.
- Debilidad y dolor a la contracción: Los músculos con PGM pueden experimentar debilidad sin atrofia, probablemente debido a una inhibición central. Electromiografías muestran que estos músculos se fatigan más fácilmente y tienen una recuperación más lenta tras el ejercicio. La contracción muscular tiende a ser más dolorosa cuando el músculo está acortado.
- Mecanismo activador: Los PGM pueden ser activados por mecanismos directos (como traumatismos o sobrecargas) o indirectos (como otros PGM, enfermedades viscerales, o estrés). Identificar estos mecanismos puede ayudar en el diagnóstico del SDM.

Estas características clínicas son fundamentales para el diagnóstico y tratamiento de los puntos gatillo miofasciales y pueden variar en presentación entre individuos.

Los puntos gatillo musculares son zonas hipersensibles dentro de un músculo esquelético que, al ser presionadas, provocan dolor local y a menudo dolor referido en otras áreas del cuerpo. Se clasifican de diversas maneras según su actividad, origen y comportamiento clínico. A continuación, se detallan los principales tipos de puntos gatillo musculares (14, 15).

1.3.1. Según su actividad.

- Puntos gatillo activos: Son la causa directa del dolor. Son aquellos que causan dolor espontáneo y constante, incluso sin presión o estímulo. Estos puntos gatillo son la causa directa del dolor y suelen estar asociados con una disminución en la funcionalidad del músculo afectado. Al presionarlos, reproducen el dolor referido y pueden desencadenar una respuesta de espasmo muscular. Los puntos gatillo activos son los responsables del síndrome de dolor miofascial y pueden causar disfunciones musculares significativas (14, 15).
- Puntos gatillo latentes: Estos no causan dolor a menos que sean estimulados mediante presión o actividad muscular específica. Aunque no son dolorosos al tacto en estado normal, pueden limitar la movilidad

y generar debilidad muscular. Los puntos gatillo latentes pueden activarse en situaciones de estrés, sobreuso muscular, lesiones o fatiga, convirtiéndose en puntos gatillo activos. Son los más comunes y pueden permanecer latentes durante largos períodos de tiempo (14, 15).

1.3.2. Según su origen:

- Puntos gatillo primarios: Se desarrollan de manera independiente y no tienen una causa subyacente clara. Están relacionados directamente con el esfuerzo muscular excesivo, sobreuso, posturas inadecuadas o traumatismos. Estos puntos son los que inicialmente desencadenan el dolor muscular y, si no se tratan, pueden contribuir al desarrollo de otros puntos gatillo en músculos vecinos (14, 15).
- Puntos gatillo secundarios: Se originan como resultado de otra afección o disfunción, como atrapamientos nerviosos, radiculopatías (irritación de las raíces nerviosas) o disfunciones articulares. Estos puntos suelen desarrollarse en respuesta a la tensión muscular generada por la afección primaria, y su tratamiento debe incluir la causa subyacente para una recuperación completa (14, 15).

1.3.3. Según su relación con otros puntos gatillo.

- Puntos gatillo satélites: Se desarrollan en áreas cercanas a un punto gatillo primario que ha estado activo por un largo tiempo sin tratamiento adecuado. A medida que el punto gatillo primario permanece activo, puede generar tensión excesiva en músculos cercanos, lo que provoca la aparición de estos puntos gatillo satélites. Es importante tratar tanto los puntos gatillo primarios como los satélites para lograr un alivio completo del dolor (14, 15).
- Puntos gatillo asociados: Estos puntos gatillo se encuentran en músculos que están relacionados funcionalmente o biomecánicamente con el músculo que contiene el punto gatillo primario. Los puntos gatillo asociados pueden desarrollarse en respuesta a la sobrecarga compensatoria de los músculos vecinos al intentar aliviar el dolor o la disfunción del músculo principal afectado (14, 15).

1.3.4. Según el tipo de dolor generado.

- PGM centrales: Se localizan en la zona de placas motoras del músculo, donde las placas motoras disfuncionales provocan una crisis de energía. Esta disfunción genera nodos de contracción, que forman un nódulo dentro de una banda tensa. Estos puntos gatillo centrales se asocian con la sensibilización de los nociceptores locales en el área, generando dolor. Es importante destacar que estos puntos aparecen en la región del músculo donde se encuentran las placas motoras, o puntos motores (14, 15).

- PGM insercionales: Aparecen en las zonas de inserción muscular, donde las fibras musculares se anclan a tendones, aponeurosis o huesos. La tensión aumentada mantenida en estas fibras puede causar entesopatía, con inflamación y sensibilidad aumentada en el área de inserción. Esto puede ser más evidente en músculos que tienen una separación suficiente entre las uniones miotendinosa y tenoperióstica, lo que da lugar a la presencia de dos PG insercionales claramente diferenciados (14, 15).

El dolor miofascial puede ser provocado por una variedad de factores que pueden actuar de forma aislada o en combinación. Es esencial comprender estos factores para abordar adecuadamente el dolor y prevenir su persistencia. A continuación, se detallan los principales mecanismos de formación y sus factores desencadenantes:

1.3.5. Factores desencadenantes.

- Trauma Agudo: Después de un trauma significativo, como un accidente o lesión, el dolor miofascial puede aparecer si el dolor persiste más allá de la fase aguda de la recuperación. En circunstancias normales, el dolor debería disminuir a medida que el tejido se cura. Sin embargo, cuando persiste, es importante considerar la posibilidad de un dolor miofascial, caracterizado por puntos gatillo en los músculos afectados (16).
- Anormalidades Posturales: Las posturas mantenidas durante actividades diarias, como leer, escribir o realizar tareas laborales, pueden inducir estrés muscular. Las malas posturas durante estas actividades pueden causar tensión en los músculos y activar puntos gatillo. La acumulación de tensión en ciertas posiciones posturales puede llevar a la formación de bandas tensas en los músculos, que a su vez pueden desencadenar dolor miofascial (16).
- Factores Mecánicos: Las alteraciones esqueléticas, como desviaciones en la columna o problemas en las articulaciones, pueden provocar cambios en los músculos que intentan compensar estas anormalidades. Por ejemplo, una mala alineación de la columna puede resultar en

tensión adicional en los músculos del cuello y la espalda, lo que puede activar puntos gatillo y causar dolor (16).

- Accidentes de Tráfico: Las personas involucradas en accidentes de vehículos motorizados a menudo sufren de dolor miofascial debido a las lesiones traumáticas y la tensión que experimentan durante el impacto (17).

1.3.6. Áreas comunes de afectación.

- Cabeza, Cuello, Hombros, Caderas y Región Lumbar: Estas áreas son frecuentemente afectadas por dolor miofascial debido a que los músculos en estas regiones están constantemente trabajando contra la gravedad o realizando movimientos repetitivos. Los músculos que mantienen la postura o participan en actividades diarias repetitivas están en riesgo de desarrollar puntos gatillo (17).

1.3.7. Factores psicológicos.

- Estrés y Depresión: El estrés prolongado y la depresión pueden afectar los músculos al provocar tensiones prolongadas. Estas condiciones pueden desencadenar puntos gatillo y dolor miofascial al alterar la forma en que el cuerpo maneja el estrés y la tensión (15).
- Alteraciones del Sueño: La falta de sueño reparador puede impedir la relajación adecuada de los músculos, causando que permanezcan en un estado de tensión continua. Esto puede llevar a la formación de puntos gatillo y dolor miofascial, así como a la hiperirritabilidad muscular (15).

1.3.8. Factores nutricionales y endocrinos.

- Deficiencias Nutricionales: Las deficiencias en vitaminas esenciales, como B1, B12, C y ácido fólico, y minerales como calcio, potasio, hierro y magnesio pueden contribuir al desarrollo de puntos gatillo. La falta de estos nutrientes esenciales puede afectar la salud muscular y predisponer a la formación de puntos gatillo (15).
- Alteraciones Endocrinas: Problemas en el metabolismo del tiroides u otras disfunciones endocrinas pueden afectar la función muscular y contribuir al dolor miofascial. Las alteraciones hormonales pueden influir en la manera en que los músculos responden al estrés y a las tensiones, exacerbando el dolor miofascial (15).

1.3.9. Degenerativos

Con la edad, debido al envejecimiento los tejidos musculares pueden perder elasticidad y flexibilidad, haciendo que los músculos sean más propensos a desarrollar PGM. La degeneración estructural relacionada con la edad también puede contribuir a la formación de estos puntos (17).

1.3.10. Compresión de una raíz nerviosa.

La compresión o irritación de una raíz nerviosa puede causar sensibilización del segmento espinal correspondiente y llevar al desarrollo de PGM en los músculos inervados por esa raíz nerviosa. Esto puede ocurrir debido a hernias de disco, estenosis espinal u otras condiciones neurológicas (17).

1.3.11. Desbalance muscular crónico.

La falta de actividad física puede llevar al debilitamiento de los músculos dinámicos, haciéndolos más propensos a desarrollar PGM. La inactividad también puede contribuir a una mala postura y a desbalances musculares. Por otro lado, los músculos que están inactivos o no se utilizan de manera adecuada pueden volverse débiles y menos eficientes, lo que puede llevar a la compensación por parte de otros músculos y la formación de PGM. En cambio, si los músculos que trabajan para mantener la postura se vuelven excesivamente tensos y rígidos, especialmente si están sometidos a estrés continuo o a malas posturas, contribuye a la formación de PGM (17).

Los factores desencadenantes del dolor miofascial pueden convertirse también en factores mantenidos en el tiempo si no se abordan adecuadamente. La identificación precisa y la corrección de estos factores son fundamentales para el manejo efectivo del dolor miofascial y para evitar su recurrencia. Abordar no solo el dolor actual, sino también las causas subyacentes, puede ayudar a eliminar el dolor y prevenir su retorno.

Factores de mantenimiento
Edad avanzada
Postura (inclusive en el trabajo)
Obesidad
Anorexia
Tejido cicatricial (posquirúrgico)
Deportes, ocio, hábitos
Patrones de estrés y tensión
Trastornos metabólicos
Enfermedad o trastorno
Deficiencias vitamínicas
Anomalías (óseas) congénitas
Tipo de fibra muscular
Dirección / orientación de las fibras musculares
Forma / morfología del músculo (fusiforme, etc)
Factores psicológicos
Cronicidad de los puntos gatillo

Tabla 1. Resumen de los factores de mantenimiento en puntos PGM (18).

1.4. Síntomas y hallazgos físicos de los puntos gatillo.

Para entender el origen del dolor miofascial, es fundamental conocer dos conceptos clave, la tensión muscular y los "puntos gatillo" (trigger points). La tensión muscular surge de la combinación de dos factores diferentes, el tono viscoelástico y la actividad contráctil. El tono viscoelástico puede dividirse en rigidez viscoelástica y rigidez elástica. La rigidez elástica está relacionada con el movimiento, mientras que la viscoelástica depende de la velocidad. La actividad contráctil se clasifica en tres tipos estas son contractura, espasmo electrogénico (de origen patológico) y rigidez electrogénica. La contractura no genera actividad electromiográfica y se origina dentro de las fibras musculares. El espasmo electrogénico es una contracción muscular patológica e involuntaria que se inicia en las motoneuronas alfa y en la placa motora. Por su parte, la rigidez electrogénica se refiere a la tensión muscular que resulta de la contracción en personas que no se encuentran relajadas (14).

Los PG activos causan dolor que el paciente puede identificar al ser presionado, mientras que los PG latentes pueden aumentar la tensión muscular y provocar acortamiento sin dolor espontáneo. Ambos tipos de PG pueden generar una significativa disfunción motora. Los PG activos pueden inducir PG satélites en otros músculos, y al tratar el PG clave, el satélite a menudo también se inactiva. Los PG se activan comúnmente por sobrecarga muscular, ya sea aguda, mantenida o repetitiva, o por mantener el músculo en una posición acortada. También pueden ser activados por compresión nerviosa, alterando la comunicación entre neuronas y placas motoras (1, 19).

Los pacientes con PG activos suelen experimentar dolor difuso en músculos y articulaciones, y el dolor puede irradiarse a una distancia del PG. El dolor se refiere en patrones específicos de cada músculo y, a veces, se presenta como insensibilidad o parestesia. Además del dolor, los PG pueden causar alteraciones en funciones autonómicas como sudoración excesiva y problemas de equilibrio, así como debilidad y espasmo muscular. Estas disfunciones pueden llevar a una disminución en la capacidad funcional y coordinación motora (20, 21). El dolor asociado a los PG puede interrumpir el sueño, intensificando la sensibilidad al dolor al día siguiente. Mantener el músculo en una posición acortada o bajo presión durante el sueño puede aumentar el dolor y afectar la calidad del descanso (22).

En cuanto a los hallazgos físicos en un músculo afectado por un PG, el dolor se incrementa con el estiramiento, y también se observa una disminución en la fuerza y resistencia muscular. Los PG se identifican como nódulos dolorosos en bandas tensas palpables dentro de los músculos. Cuanto más activos sean los PG, más severa será la restricción en la amplitud de movimiento y el aumento de la tensión muscular (1, 19).

Al palpar un músculo superficial, se puede detectar un nódulo en la banda tensa, que se extiende desde el nódulo hasta las inserciones musculares. Este signo puede reducirse o desaparecer tras la inactivación efectiva del PG. La palpación revela un nódulo extremadamente sensible dentro de la banda tensa. La respuesta al dolor puede variar con pequeños cambios en la presión aplicada. Para su reconocimiento aplicar presión sobre un PG puede provocar un patrón de dolor referido que el paciente puede reconocer como familiar, indicando que el PG es activo. Esto es crucial para el diagnóstico. Además del dolor proyectado, los PG pueden causar hipersensibilidad a la presión y disestesias (23).

La palpación súbita de un PG a menudo provoca un espasmo transitorio en las fibras musculares. Este espasmo puede ser similar al causado por la inserción de una aguja. Los PG activos reducen la amplitud del movimiento pasivo debido al dolor. Esta limitación es más pronunciada con el estiramiento pasivo que con el movimiento activo del músculo. La amplitud de movilidad suele recuperarse una vez que el PG es inactivado. Al contraer un músculo con un PG activo contra una resistencia fija, el dolor se intensifica, especialmente si el músculo está en una posición acortada. Los músculos con PG activos suelen mostrar debilidad variable entre individuos y músculos (24, 25).

Los estudios electromiográficos (EMG) muestran que estos músculos se fatigan más rápido y se agotan antes que los músculos normales, a menudo debido a inhibición refleja provocada por el PG (26).

Síntomas de cambios autonómicos
Hipersalivación: aumento de la saliva. Epilora: rebosamiento anormal de lágrimas que corren por las mejillas Conjuntivitis: enrojecimiento ocular Ptosis: calda de parpados Visión borrosa Aumento de la secreción nasal. Piel de gallina

Tabla 2. Resumen de síntomas de cambios autonómicos (18).

Hallazgos físicos
Nódulos pequeños del tamaño de una cabeza de alfiler. Nódulos del tamaño de un guisante Bultos grandes. Varios bultos grandes uno al lado del otro. Puntos blandos sumergidos en bandas tensas de músculo semiduro que se palpan como una cuerda. Bandas tipo cuerda dispuestas una al lado de la otra como espaguetis parcialmente cocinados. La piel por encima de un punto gatillo a menudo es levemente mis caliente que la piel circundante debido al aumento de la actividad metabólica/autónoma.

Tabla 3. Resumen de hallazgos físicos (18).

2. EVALUACIÓN CLÍNICA DEL DOLOR MIOFASCIAL.

2.1. Dolor referido y sensibilidad.

El dolor referido y la hipersensibilidad son clave para identificar los músculos responsables del síndrome de dolor miofascial. Los pacientes a menudo no son conscientes del punto gatillo (PG) en el músculo que causa el dolor, ya que este suele sentirse en zonas alejadas del PG. Los patrones de dolor referidos son predecibles y ayudan a localizar el músculo afectado. El dolor miofascial es profundo y continuo, aunque puede presentarse como escozor o punzadas agudas. Los patrones de dolor referidos por los PG suelen dirigirse hacia la periferia del cuerpo en el 85% de los casos, mientras que solo el 10% de los patrones son locales. Los patrones son útiles para localizar el PG, pero basarse únicamente en la ubicación del dolor señalado por el paciente puede llevar a errores en la mayoría de los casos. Para una correcta evaluación, se recomienda utilizar gráficos de puntos gatillo. Además, cuando los PG están más activos, el dolor se extiende más y es más intenso (27).

En los dibujos de dolor, las zonas rojas sólidas representan las áreas de dolor esenciales, mientras que las zonas punteadas muestran áreas de dolor menos comunes. Una X negra o blanca indica la ubicación frecuente de un PG, aunque pueden encontrarse en cualquier parte del músculo afectado (1, 27).

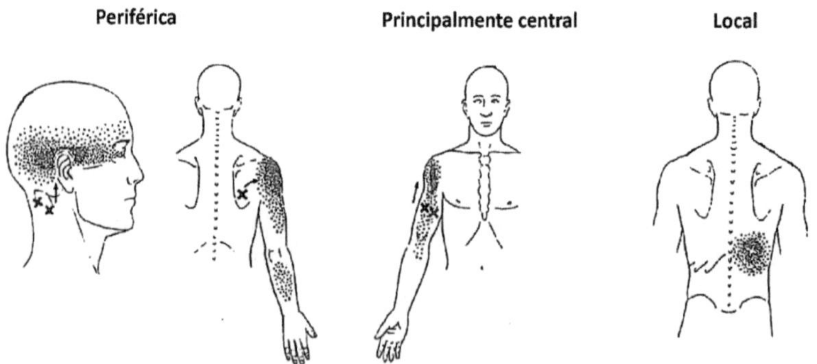

Figura 1. Direcciones en los que los PGM pueden producir dolor (1).

El dibujo del patrón de dolor es una herramienta útil para localizar los puntos gatillo (PG) responsables del dolor miofascial, ya que las descripciones verbales de los pacientes suelen ser imprecisas. Se utilizan siluetas corporales en blanco para que el paciente o el clínico dibujen las zonas de dolor, mejorando la comunicación y la precisión del diagnóstico. Este registro gráfico es esencial para comparar los patrones de dolor del paciente con los patrones conocidos de músculos individuales (1, 27).

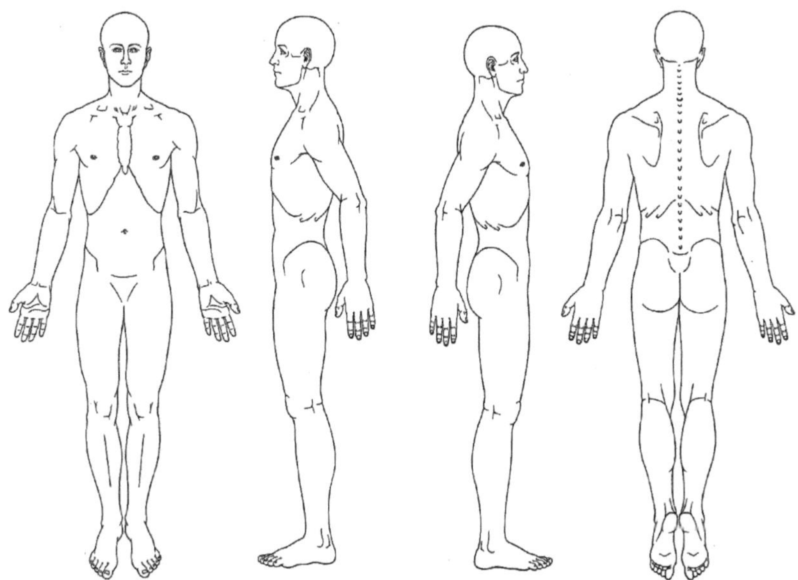

Figura 2. Silueta corporal vista en frontal, lateral izquierdo y derecho, así como posterior para marcación del área dolorosa o PGM (1).

El proceso consiste en pedir al paciente que señale el área dolorosa y que el clínico lo dibuje en la silueta. El paciente luego revisa el dibujo para hacerlo más exacto. Las zonas de dolor más intenso se marcan con rojo sólido, mientras que las zonas de dolor menos frecuente o menos intenso se puntean. Para el entumecimiento o el hormigueo se pueden usar otros colores. Los puntos gatillo se marcan con una X, y después del tratamiento se puede marcar dónde se aplicó (1, 27).

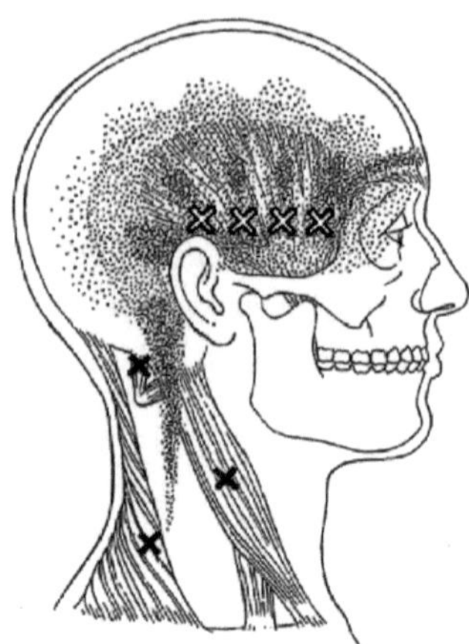

Figura 3. Patrón de dolor en cefalea tensional común, causado por la superposición de los patrones referido (puntos) de PGM en temporal (x blanca), suboccipitales (x negra superior), ECOM (x negra media), y trapecio superior (x negra inferior) (1).

Registrar estos detalles ayuda a monitorear la evolución del dolor y brinda una visión más clara del origen del problema. Además, comparar el patrón del paciente con gráficos de puntos gatillo ayuda a confirmar que su dolor es real y compartido por otros pacientes. Esto refuerza la confianza del paciente y mejora la relación con el clínico. La interpretación de los patrones de dolor iniciales es clave para determinar si el dolor proviene de un punto gatillo (PG) miofascial de un solo músculo o de varios patrones superpuestos. Los patrones miofasciales rara vez son simétricos y su extensión puede aumentar con la actividad del PG. Cuando varios músculos refieren dolor a la misma zona, esta puede ser más dolorosa e hiperestésica. Para un tratamiento exitoso, es importante inactivar todos los PG involucrados (1, 27).

La historia clínica debe incluir la evolución del patrón de dolor, ya que un patrón estable sugiere una resolución más rápida con el tratamiento adecuado. Si el dolor se ha extendido a varios músculos, es fundamental eliminar los factores perpetuantes para un alivio duradero. En visitas de seguimiento, el éxito del tratamiento se mide comparando los patrones de dolor previos con los actuales. Si el paciente experimenta el mismo dolor después del tratamiento, es posible que haya factores perpetuantes no resueltos. Si se observa una mejoría parcial, el dolor podría haber cambiado de localización, revelando otros PG activos que deben ser tratados. Llevar un registro detallado de los patrones de dolor es crucial para medir el progreso y ajustar el tratamiento (1, 27).

2.2. Métodos de diagnósticos diferencial de un punto gatillo.

Los criterios para diagnosticar el síndrome de dolor miofascial varían entre investigaciones, pero los más comunes son (28, 29):

- La presencia de un nódulo doloroso en una banda muscular tensa y palpable.
- La reproducción del dolor al presionar el punto gatillo miofascial. El síndrome de dolor miofascial a menudo se confunde con la fibromialgia.

Según los criterios de 1990 del Colegio Americano de Reumatología (ACR, por sus siglas en inglés), la fibromialgia se diagnostica con base en (14, 30, 31):

- Dolor crónico generalizado por encima y por debajo de la cintura, con más de tres meses de duración.
- La presencia de 11 de 18 puntos dolorosos establecidos. Recientemente, se han publicado los criterios de 2010 de la misma institución. Con frecuencia, los pacientes con fibromialgia presentan puntos gatillo miofasciales secundarios. Sin embargo, existe una distinción clínica clara entre ambas condiciones, lo que es crucial, ya que los tratamientos son diferentes.

2.3. Exploración, palpación y uso de herramienta complementarias en los PG.

La identificación precisa de los PGM es clave para diagnosticar y tratar el dolor miofascial. A continuación, se describe cómo realizar la exploración de los PGM y los criterios diagnósticos asociados (1, 32, 33).

El primer paso es identificar qué músculos explorar basándose en las limitaciones de la amplitud de movimiento y los patrones de dolor referido del paciente. El examinador puede resistir un movimiento para contraer el músculo sospechoso y palparlo para confirmar su localización. Es fundamental que el paciente esté en una posición cómoda y relajada, en un ambiente de temperatura agradable. El músculo debe estar completamente relajado, ya que, si está tenso, será difícil distinguir las bandas tensas asociadas a los PG de las fibras musculares normales (1, 33).

La palpación cuidadosa es clave para localizar las bandas tensas y los nódulos asociados a los PG. Existen tres técnicas principales de palpación (1, 32, 33):

- Palpación plana: Es usada para músculos superficiales, donde se palpa perpendicularmente a las fibras musculares. Es una técnica que se utiliza para explorar músculos que solo son accesibles desde un lado, como el infraespinoso. Este método permite detectar las bandas tensas dentro del músculo a través del movimiento de la piel y la percepción de cambios en las fibras musculares. A continuación, se describe el procedimiento utilizado en la figura que aparece a continuación:
  Iniciar la palpación (Figura A), el examinador empuja la piel hacia un lado, de manera que se moviliza sobre el músculo que se va a examinar. Esta movilización inicial de la piel facilita el acceso a las fibras musculares subyacentes. Deslizar la punta del dedo (Figura B), con la piel desplazada, la punta del dedo se desliza transversalmente a las fibras musculares, permitiendo detectar las bandas tensas. Estas bandas se sienten como estructuras cordales que ruedan bajo el dedo. La textura de estas bandas tensas es más firme que la de las fibras musculares normales. Finalizar el movimiento (Figura C), al finalizar el deslizamiento a través de las fibras musculares, la piel se empuja hacia el otro lado, completando así el recorrido de la palpación. Esta maniobra no solo permite identificar las bandas tensas, sino que también localiza el punto donde se concentra el mayor dolor a la presión, correspondiente al punto gatillo. Cuando esta técnica se realiza con más vigor y rapidez, se conoce como palpación súbita, que puede intensificar la percepción de las bandas tensas y su diagnóstico.
- Palpación de pinza: Se utiliza cuando el músculo puede ser agarrado entre los dedos, como el esternocleidomastoideo. A continuación, se describe el procedimiento utilizado en la figura que aparece a continuación: Palpación de pinza (Figura A), las fibras musculares del músculo en cuestión son sujetadas entre el pulgar y los dedos trifalángicos, formando una pinza que permite captar la tensión dentro del músculo. La banda tensa y el punto gatillo están en esta área. Percepción de la banda tensa (Figura B), al presionar y dejar rodar las fibras musculares entre los dedos, se siente la dureza de la banda tensa. El cambio de ángulo de las falanges distales crea un movimiento de balanceo que mejora la sensibilidad y discriminación, ayudando a

detectar la textura rígida de la banda tensa y cualquier detalle fino. Escaparse de los dedos (Figura C), el borde palpable de la banda tensa se define cuando escapa de entre las puntas de los dedos, lo que a menudo puede provocar una respuesta de espasmo local. Este fenómeno es característico de los puntos gatillo activos.

- Palpación profunda: Para músculos profundos donde las técnicas anteriores no son factibles.

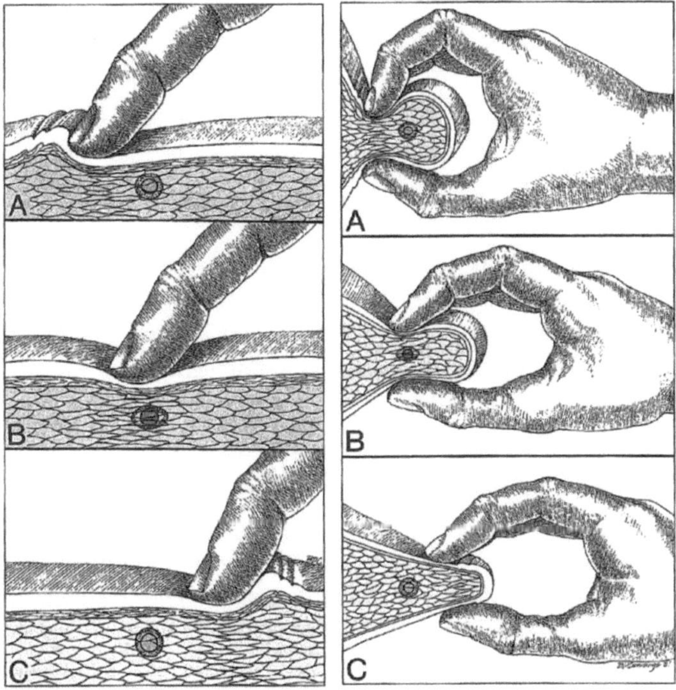

Figura 4. La imagen de la izquierda muestra la palpación plana de una banda tensa y su PGM. En la imagen de la derecha encontramos una palpación de pinza de una banda tensa a la altura de un PGM (1).

Las uñas del examinador deben estar cortas para evitar causar dolor innecesario al paciente, lo que podría interferir con la correcta identificación de los PGM. Las uñas largas pueden hacer que el dolor cutáneo se confunda con el dolor real del PG (1, 32, 33).

Aunque se ha sugerido el uso de dermómetros (para medir la conductancia de la piel) como herramienta para detectar PGM, estos dispositivos no son lo suficientemente fiables. Se necesitarían estudios adicionales para evaluar su eficacia y fiabilidad. La característica más confiable para diagnosticar un PGM es la presencia de dolor exquisito a la palpación de un nódulo en una banda tensa palpable del músculo. Si la presión sobre este nódulo reproduce el dolor característico del paciente, el PGM se considera activo. Otros indicadores, como la limitación en la amplitud de movimiento y la respuesta de espasmo local, también apoyan el diagnóstico (1, 32, 33).

Los PGM pueden ser difíciles de detectar, especialmente en músculos profundos, y la presión excesiva puede desencadenar una respuesta exagerada en el paciente, conocida como el "signo del salto". Para obtener una evaluación cuantitativa del dolor a la presión, se puede utilizar un algómetro (1, 32, 33).

Actualmente, no hay pruebas de laboratorio ni técnicas de imagen ampliamente aceptadas para diagnosticar los puntos gatillo (PG). El diagnóstico del síndrome de dolor miofascial sigue siendo predominantemente clínico, aunque recientemente se han desarrollado herramientas que ayudan a confirmar la presencia de PG, siendo la electromiografía de aguja y la ecografía especialmente prometedores para su uso clínico.

- La electromiografía de aguja: Fue inicialmente explorada en 1957 y más tarde se descubrió que detectaba actividad electromiográfica específica para PG miofasciales. Estudios en animales y humanos han confirmado la presencia de actividad característica, como "ruido" de placa motora y espigas de alto voltaje, que son indicativos, aunque no exclusivos, de PG. La electromiografía de superficie muestra cómo los PG afectan la función muscular normal, aumentando la reactividad, retrasando la relajación y causando mayor fatiga. Investigaciones recientes han usado análisis computarizados para estudiar cómo los PG influyen en la actividad muscular, revelando que pueden afectar la función motora local y en músculos relacionados a través del sistema nervioso central. Se ha observado que los PG pueden causar espasmos en músculos referidos y que algunos músculos tienden a desarrollar PG en respuesta a espasmos en otros músculos. Esto sugiere una compleja interacción entre músculos afectados por PG y su influencia en la actividad de otros músculos. Además, la presencia de PG puede inducir una reacción motora anormal en músculos cercanos. Por último, la capacidad de los PG para provocar inhibición en la función muscular puede alterar significativamente el desempeño normal de los músculos, y la restauración de patrones normales puede requerir reeducación del músculo afectado. Estos fenómenos sugieren que la disfunción motora provocada por los PG es tan compleja como la disfunción sensorial y merece una investigación más profunda (25, 34, 35).

- La ecografía: Fue primero utilizada por Michael Margolis para visualizar la respuesta de los PG. Esta técnica puede complementar los registros electromiográficos y tiene potencial para ser una herramienta diagnóstica efectiva para los PG, aunque su aplicación requiere habilidad en la palpación o la inserción de una aguja en el PG para provocar la respuesta esperada. El uso de un transductor de 12.5 MHz sobre una banda muscular ha mostrado una zona hipoecoica focalizada de 0.16 ± 0.11 cm², que se ha identificado previamente como un punto gatillo miofascial. Esta zona no aparece en el tejido muscular sano ni alrededor de otros puntos gatillo. Otro estudio realizado con un transductor de 7-12 MHz en el recto anterior también reveló cambios en la ecogenicidad en áreas previamente asociadas con puntos gatillo miofasciales. Al utilizar un ultrasonido con transductor de 5 a 12 MHz, se observó una mayor frecuencia de respuesta contráctil local al estimular un punto gatillo, en comparación con la observación clínica. Esta contracción se relacionó con una mejor respuesta al tratamiento. Sin embargo, en este estudio no se encontraron anomalías en las imágenes que se correspondieran con los puntos gatillo miofasciales, algo que también ocurrió en otro estudio con pocos pacientes. El costo de los equipos de ultrasonografía ha disminuido considerablemente, mientras que la calidad de las imágenes ha mejorado. En nuestro centro, hemos encontrado zonas hipoecoicas con características similares a las descritas por otros autores que se correlacionan clínicamente con puntos gatillo miofasciales. Sin embargo, al interpretar estos estudios es importante considerar variables como las características del equipo, el transductor, la capacitación del operador, el tiempo de evolución del paciente y el uso previo de infiltraciones (36, 37, 38, 39).
- Elastografía, ultrasonido y resonancia magnética: El uso de técnicas de imagen como la elastografía, el ultrasonido y la resonancia magnética ha permitido una evaluación más precisa de los puntos gatillo miofasciales (PGM). Estas herramientas ayudan a identificar cambios estructurales y

funcionales en el tejido muscular que no siempre son evidentes mediante la exploración física tradicional.

- La elastografía se ha mostrado eficaz para detectar un aumento en la rigidez muscular en las áreas afectadas por PGM. Tanto la elastografía por ultrasonido como la elastografía por resonancia magnética pueden identificar y cuantificar las bandas tensas características de los PGM, diferenciándolas del tejido sano. Estas técnicas permiten una evaluación no invasiva y detallada de los cambios en la elasticidad del músculo, lo que facilita el diagnóstico y seguimiento de los pacientes (40, 41, 42).
- El ultrasonido es otra herramienta clave en la evaluación de PGM, especialmente para detectar alteraciones en la estructura y ecogenicidad del tejido muscular. Las imágenes por ultrasonido permiten observar diferencias en la textura del músculo, como áreas hiperecogénicas, que corresponden a las zonas donde se encuentran los PGM. Además, su capacidad para visualizar el tejido en tiempo real lo hace útil para guiar intervenciones terapéuticas (43, 44, 45).
- Por otro lado, la resonancia magnética (RM) ofrece una visión más profunda y detallada de los músculos afectados por los PGM. Permite identificar no solo los cambios estructurales en el músculo, sino también evaluar el tejido circundante, lo que es particularmente útil en áreas musculares más profundas o complejas. La resonancia magnética complementa el ultrasonido al proporcionar imágenes de mayor resolución para el diagnóstico preciso de los PGM (46, 47, 48).

En general, estas tecnologías de imagen han demostrado ser herramientas valiosas para mejorar el diagnóstico y tratamiento de los puntos gatillo miofasciales, proporcionando información objetiva sobre las alteraciones en la estructura y función del tejido muscular. Esto facilita un enfoque más preciso para la planificación del tratamiento en pacientes con dolor miofascial.

- La algometría: Mide la sensibilidad al dolor utilizando presión o estimulación eléctrica. Se han identificado tres tipos de información que proporciona (23, 49, 50).
  - Umbral de dolor local: La presión necesaria para que se inicie el dolor en un punto específico.

- Umbral de dolor referido: La presión que provoca dolor en áreas distantes del punto de aplicación.
- Tolerancia al dolor: La presión máxima que puede soportar el paciente antes de que el dolor se vuelva intolerable.

El algómetro de muelle, diseñado en 1986 y ampliamente utilizado desde entonces, mide estos umbrales aplicando presión en la piel mediante una punta circular calibrada. La medición se realiza en Kg o Newtons, y la precisión depende del diámetro de la punta del algómetro. Este instrumento es útil para comparar la sensibilidad al dolor antes y después de tratamientos. Sin embargo, tiene limitaciones como, no determina la causa del dolor, que puede ser miofascial, fibromialgia, bursitis, etc. La medición puede verse afectada por el grosor de los tejidos y la sensibilidad muscular. La técnica requiere destreza y una correcta localización del punto de máxima sensibilidad. Investigaciones recientes han mostrado que la algometría puede no distinguir claramente entre puntos gatillo activos y latentes, y que los resultados pueden variar según la presión aplicada. Aunque es útil para la investigación y la clínica, debe interpretarse con cuidado (23, 49, 50).

- La termografía: Utiliza radiometría infrarroja o películas de cristal líquido, mide cambios en la temperatura de la piel. La termografía electrónica es más precisa y cómoda, mostrando variaciones térmicas que pueden indicar problemas como los puntos gatillo miofasciales. Sin embargo, un cambio térmico no siempre indica un punto gatillo, ya que puede ser causado por otras condiciones como radiculopatía o inflamación local. Los estudios han encontrado que la temperatura de la piel sobre un punto gatillo puede ser mayor, pero esto no siempre se traduce en una detección precisa de los puntos gatillo. Los estudios también muestran que los puntos gatillo activos pueden provocar hipertermia en la piel, mientras que la estimulación mecánica puede causar hipotermia "refleja". La termografía puede identificar áreas calientes, pero también puede presentar falsos positivos y negativos. La combinación de termografía con otros métodos, como la palpación y la medición algométrica, mejora la precisión en la identificación de puntos gatillo. Sin embargo, la interpretación de los resultados debe hacerse con precaución y complementarse con otras evaluaciones diagnósticas (51, 52, 53, 54).

Hasta ahora, la literatura no ha abordado algunas cuestiones clave sobre los cambios térmicos asociados con los puntos gatillo (PG). Dado que muchos acupuntores emplean dispositivos para medir la resistencia cutánea con el fin de identificar el lugar óptimo para insertar la aguja y tratar un PG o un punto doloroso, sería de gran interés realizar un estudio ciego para investigar la región de un punto caliente y buscar puntos de baja resistencia. Sería útil determinar la frecuencia con la que estos puntos de baja resistencia coinciden con zonas calientes y si estos puntos tienen un PG (activo o latente) cercano. La identificación del PG debería basarse en criterios diagnósticos precisos aplicados por evaluadores con alta fiabilidad interexaminador. Además, dado que diversos estudios han demostrado que la disfunción de los PG está influenciada por la actividad del sistema nervioso simpático, investigar cómo los PG afectan el control simpático de la perfusión cutánea podría enriquecer nuestra comprensión de la relación entre los PG miofasciales y el sistema nervioso autónomo.

3. FUNDAMENTOS DE LA PUNCIÓN SECA (PS).

3.1. Consideraciones anatómicas para la PS.

La punción seca implica ciertos riesgos para diversas estructuras anatómicas, como órganos, nervios y vasos sanguíneos. Por ello, es fundamental que los profesionales tengan un sólido conocimiento anatómico tanto teórico como práctico para minimizar complicaciones (1, 32, 55, 56).

- Pleura y pulmones: El neumotórax es una complicación grave, aunque poco frecuente, de la PS. Se puede evitar si el fisioterapeuta aplica correctamente los conocimientos anatómicos. Es fundamental evitar dirigir la aguja hacia los pulmones o el espacio intercostal. Usar la técnica de palpación en pinza para puncionar músculos como el trapecio, pectorales y dorsal ancho, o dirigir la aguja hacia estructuras óseas, como costillas o escápula, para prevenir el acceso a la pleura.
- Vasos sanguíneos: Es crucial identificar y evitar los vasos sanguíneos. El conocimiento de la anatomía vascular permite al clínico evitar la punción de venas superficiales mediante inspección y palpación de las arterias mediante el pulso. Aplicar presión para asegurar la hemostasia tras la retirada de la aguja, especialmente en pacientes con trombocitopenia.
- Nervios: La introducción de la aguja cerca de los nervios requiere precaución para evitar lesiones. Si el paciente experimenta dolor agudo y eléctrico, la aguja podría haber tocado un nervio. Se debe evitar la zona cercana a la médula espinal y el área suboccipital debido a los riesgos de afectar el tronco encefálico.
- Órganos: El fisioterapeuta debe ser consciente de la ubicación de los órganos internos para evitar perforaciones. Por ejemplo, se corre riesgo al puncionar los músculos psoas mayor o cuadrado lumbar debido a la proximidad con el riñón, o al abordar los músculos abdominales cerca de los órganos peritoneales.
- Articulaciones: Es importante evitar la punción en las articulaciones, cápsulas o bolsas articulares, ya que puede provocar infecciones en estas estructuras sensibles.
- Prótesis y dispositivos implantados: Se debe evitar puncionar cerca de prótesis (miembros, fijaciones internas y externas) o dispositivos implantados (marcapasos, implantes mamarios o glúteos, etc.) para prevenir infecciones y daños a los dispositivos.

- Zonas patológicas: También es crucial evitar zonas afectadas por inflamaciones agudas, infecciones, venas varicosas, quistes, tumores o lesiones de la piel para evitar complicaciones adicionales.

Con estos conocimientos, los clínicos pueden minimizar los riesgos asociados a la PS, aplicando técnicas adecuadas y tomando las precauciones necesarias.

3.2. Efectividad terapéutica e indicaciones en la punción seca.

3.2.1. Efectividad terapéutica.

La clave para que la punción seca (PS) sea efectiva es un diagnóstico preciso de los puntos gatillo miofasciales (PGM) y del síndrome de dolor miofascial (SDM). Sin un diagnóstico adecuado, la PS puede ser insegura y generar resultados dudosos.

El primer ensayo clínico en el que se usó PS para tratar dolor musculoesquelético fue en 1941, aunque no se utilizó el término "punción seca" hasta 1947. Este estudio comparó tres grupos de pacientes con dolor lumbar, uno recibió novocaína, otro solución salina y el último solo la punción. Sorprendentemente, los resultados fueron similares en todos los grupos, sugiriendo que la aguja en sí misma tenía un efecto terapéutico. Desde entonces, múltiples estudios han demostrado la efectividad de la PS, similar a la de las infiltraciones con anestésicos. Investigaciones posteriores, como la de Hong en 1994, confirmaron que tanto la PS como la infiltración de lidocaína son efectivas cuando se provocan respuestas de espasmos locales (REL), aunque la PS que provoca REL resulta más efectiva que la infiltración sin ellas (57).

A pesar de la evidencia clínica a favor de la PS en numerosas afecciones, como dolor miofascial, dolores cervicales y lumbares, cefaleas, migrañas y más, se necesita más investigación. Las revisiones sistemáticas indican que la PS es eficaz, pero aún no se ha demostrado superioridad frente a un placebo, lo que plantea desafíos en el diseño de estudios controlados a doble ciego. Aunque existen agujas placebo, éstas pueden generar una estimulación fisiológica que complica la evaluación de su verdadero efecto placebo. En un esfuerzo por abordar estos desafíos, algunos estudios recientes han aplicado tratamientos bajo anestesia para garantizar un adecuado enmascaramiento, obteniendo resultados prometedores. La evidencia actual respalda cada vez más el uso de la PS, especialmente para el alivio inmediato del dolor en pacientes con SDM, aunque se recomienda continuar investigando (58, 59, 60).

3.2.2. Indicaciones en la punción seca.

Las indicaciones de la punción seca (PS) se refieren a las condiciones en las que esta técnica ha demostrado ser efectiva o se sugiere su uso. Entre las principales indicaciones están (58, 59, 60).

- Dolor miofascial: Dolor causado por la presencia de puntos gatillo miofasciales (PGM) en músculos.
- Dolor de hombro: Incluyendo dolor en hemiparesias, síndrome subacromial crónico (impingement), y capsulitis adhesiva.
- Dolor lumbar y cervical crónico: Asociado a radiculopatías cervicales o lumbares y síndrome de latigazo cervical.
- Cefaleas y migrañas: Para el tratamiento de cefaleas tensionales y migrañas crónicas.
- Dolor postquirúrgico: En casos de dolor crónico postoperatorio en el tórax o rodillas.
- Síndrome del túnel carpiano y otros atrapamientos nerviosos.
- Tendinopatías: Dolor causado por inflamación o degeneración de tendones.
- Fascitis plantar: Dolor crónico en la planta del pie.
- Dolor pélvico crónico: Asociado a condiciones musculares.
- Síndrome del piriforme y ciáticas: Dolor irradiado en la pierna.
- Espasticidad muscular: En pacientes con parálisis cerebral o lesiones medulares incompletas.
- Dolor de miembro fantasma: En pacientes post-amputación.
- Disfunción temporomandibular: Dolor y disfunción en la articulación mandibular.

Estas indicaciones se basan en estudios clínicos y observaciones sobre la capacidad de la punción seca para desactivar PGM y reducir el dolor en diversas áreas del cuerpo.

3.3. Precauciones en la PS.

Los peligros asociados a la punción seca (PS) son raros y su probabilidad es baja, especialmente si se toman las precauciones adecuadas. Sin embargo, es fundamental que el fisioterapeuta evalúe los riesgos frente a los beneficios de la técnica, utilizando su juicio clínico en cada caso. Se debe considerar la posibilidad de un tratamiento no invasivo para alcanzar los objetivos deseados. A continuación, se exponen precauciones que se deben tener en cuenta (61, 62, 63).

3.3.1. Dolor.

El dolor es uno de los efectos adversos más comunes durante el tratamiento de los puntos gatillo mediante PS. Este dolor puede ser intenso cuando se provoca una respuesta de espasmo local al insertar la aguja. Aunque un estudio indica un dolor medio en la escala visual analógica (EVA) de 5,25, las experiencias clínicas sugieren que muchas veces el dolor puede superar los 7 puntos. El dolor pospunción puede ser significativo, pero generalmente es temporal y remite en pocas horas. Se debe diferenciar entre el dolor pospunción y el dolor referido que el paciente ya experimentaba. En investigaciones, se ha encontrado que casi todos los pacientes sometidos a PS reportan algún dolor pospunción, aunque este suele ser considerado más tolerable en comparación con el dolor previo. La mayoría de estos síntomas son transitorios y no suelen causar complicaciones serias (61, 62, 63).

3.3.2. Problemas con las agujas

El uso de agujas en PS puede conllevar complicaciones como doblarse, atascarse, romperse o perderse. Estos problemas son relativamente comunes, pero generalmente tienen consecuencias menores. La rotura o el olvido de agujas son menos frecuentes, aunque pueden tener consecuencias graves. Para evitar que las agujas se atasquen o doblen, es crucial que el fisioterapeuta mantenga un buen control y tenga una buena técnica. En casos raros, puede haber incidentes de agujas olvidadas en el paciente, lo que podría acarrear riesgos, por lo que es recomendable llevar un conteo preciso de las agujas utilizadas (61, 62, 63).

3.3.3. Neumotórax.

El neumotórax es una complicación grave, aunque rara, que puede surgir de la acupuntura o la PS. Consiste en la acumulación de aire en la cavidad pleural, lo que puede llevar al colapso pulmonar. Aunque es un riesgo potencial, su ocurrencia es poco común y generalmente puede prevenirse mediante el conocimiento anatómico adecuado y técnicas de punción cuidadosas. Se aconseja evitar realizar punciones profundas en ambos lados del tórax en una misma sesión y considerar el uso de ecografía o técnicas manuales alternativas si hay dudas sobre la ejecución segura de la PS. La formación continua y la atención a la técnica son esenciales para minimizar estos riesgos (61, 62, 63).

3.3.4. Lesiones vasculares en PS.

La punción seca es una técnica que, aunque efectiva para el tratamiento de diversas afecciones musculares, conlleva el riesgo de causar lesiones vasculares. La comprensión de la anatomía del sistema vascular es esencial para evitar complicaciones. Al comenzar el procedimiento, el fisioterapeuta debe tener en cuenta la ubicación de los vasos principales y, en la medida de lo posible, palpar los pulsos. Sin embargo, algunos vasos periféricos son difíciles de identificar, lo que puede complicar la técnica. Cuando una aguja perfora un vaso sanguíneo, el paciente suele sentir una sensación de pinchazo o escozor, diferente a la punción en el tejido muscular. Aunque estas lesiones pueden pasar desapercibidas, pueden resultar en hemorragias graves. Las complicaciones más comunes incluyen el sangrado y la formación de hematomas. Aunque estas son consideradas efectos adversos menores, sus implicaciones pueden ser significativas. Es fundamental distinguir entre el sangrado que ocurre en el tejido muscular y el sangrado superficial que afecta los vasos a nivel cutáneo y subcutáneo. El primero puede llevar a alteraciones en el pH local, afectando la función muscular y provocando molestias adicionales. Para manejar cualquier sangrado que surja, el terapeuta debe aplicar una presión firme sobre el sitio de punción, manteniéndola durante al menos 3 a 10 minutos, especialmente si se sospecha que un vaso ha sido perforado (61, 62, 63, 64, 65).

Los pacientes con enfermedades vasculares o aquellos que reciben tratamiento anticoagulante deben ser monitoreados con particular atención, ya que son más propensos a sufrir complicaciones. En estos casos, se deben adoptar técnicas menos invasivas y extremar las precauciones, manteniendo presión hemostática adecuada tras el procedimiento. A pesar de que las complicaciones severas, como los pseudoaneurismas o los síndromes compartimentales, son raras, el conocimiento anatómico detallado y la aplicación cuidadosa de las técnicas pueden ayudar a prevenir estas situaciones (61, 62, 63, 64, 65).

3.3.5. Lesiones nerviosas en la PS para el sistema nervioso periférico (SNP).

Además de las lesiones vasculares, las lesiones nerviosas representan un riesgo significativo en la punción seca. Para evitar estas complicaciones, es vital que el fisioterapeuta tenga un entendimiento claro de la anatomía y los trayectos de los nervios periféricos. Algunas áreas de riesgo incluyen músculos cercanos a estructuras nerviosas, como el piriforme y el iliopsoas. Una de las precauciones clave es no insertar la aguja hasta el mango, ya que la parte más cercana a la piel es la más frágil y puede causar complicaciones si se acerca a un nervio. La inserción de la aguja debe realizarse de manera lenta y cuidadosa, observando cualquier señal que el paciente pueda proporcionar. Si el paciente informa de una sensación eléctrica o punzante, esto puede indicar que se ha pinchado un nervio. En tal caso, es crucial retirar la aguja y cambiar la dirección de la inserción (61, 62, 63, 64, 65).

El uso de la ecografía puede ser particularmente beneficioso en la identificación de estructuras nerviosas y en la minimización del riesgo de punciones accidentales. Aunque las complicaciones graves por punción de nervios son raras, se han documentado casos de neuroparálisis y otras reacciones adversas. Estudios han mostrado que entre los pacientes tratados, se han reportado reacciones leves, como hormigueo y parestesia. Afortunadamente, la mayoría de estos casos son manejables, y los pacientes tienden a recuperarse sin complicaciones significativas. Para mitigar el riesgo de lesiones nerviosas, es crucial que el fisioterapeuta actúe con precaución, ajustando su técnica según las sensaciones reportadas por el paciente durante el procedimiento (61, 62, 63, 64, 65).

3.3.6. Lesiones nerviosas en la PS para el sistema nervioso central (SNC).

Las lesiones nerviosas representan una de las complicaciones más críticas en la práctica de la punción seca, especialmente cuando se trata de áreas cercanas al sistema nervioso central. La protección de la médula espinal es esencial, especialmente al trabajar con la musculatura paravertebral profunda o en los músculos del raquis cervical. Para minimizar el riesgo de contacto con la médula espinal durante la punción seca, se deben seguir varias recomendaciones (61, 62, 63, 64, 65):

- Longitud de la aguja: Es importante utilizar agujas de longitud adecuada. Se recomiendan agujas de 40 mm para las regiones cervical y torácica, y de 50 mm para las regiones lumbar y sacra.
- Ángulo de inserción: Al realizar punciones en la musculatura paravertebral profunda, la aguja debe insertarse entre 1 cm y 1,5 cm de la línea de las apófisis espinosas, con una inclinación craneocaudal de aproximadamente 10° a 15° a lo largo de la columna vertebral. Esto evita que la aguja atraviese los espacios intervertebrales o las articulaciones facetarias, reduciendo el riesgo de hematomas epidurales o subdurales.
- Referencia ósea: Se debe buscar el contacto con la lámina vertebral, que actúa como una barrera frente al canal medular. Esto ayuda a confirmar que se han atravesado los diferentes estratos de los músculos transversoespinosos. Si la aguja se introduce más allá de las distancias esperadas respecto al hueso, se debe ajustar la dirección de la punción.
- Precauciones en el triángulo suboccipital: En esta área, delimitada por los músculos recto posterior mayor de la cabeza y los oblicuos superior e inferior, es vital ser especialmente cuidadoso. Al trabajar en esta zona o por encima del nivel de C2, la arteria vertebral se encuentra expuesta y desprotegida.
- Sensaciones del paciente: Durante la inserción de la aguja, es crucial realizar una entrada lenta. Se debe informar al paciente que debe avisar si siente una sensación eléctrica, lo que puede indicar un contacto con un nervio.

Aunque las reacciones adversas graves por contacto con el sistema nervioso central son poco frecuentes, existen casos documentados. Un estudio por Ernst et al. reportó seis eventos adversos, incluyendo (66, 67):

- Lesión en la médula espinal cervical, que resultó en un déficit permanente.
- Hemorragia subaracnoidea sin información sobre tratamiento o recuperación.
- Hematoma epidural que se recuperó completamente.
- Tres casos relacionados con fragmentos de agujas rotas que causaron complicaciones que se resolvieron quirúrgicamente.
- Peuker et al. revisaron la literatura y encontraron diez casos de lesiones en la médula espinal o raíces nerviosas, así como casos de aracnoiditis y

hemorragias subaracnoideas durante sesiones de acupuntura. En su revisión, no se encontraron lesiones en la arteria vertebral.

Las posibilidades de provocar lesiones en el sistema nervioso central son remotas si se siguen las recomendaciones de seguridad, que incluyen una entrada lenta de la aguja y una elección adecuada de la longitud de la misma, además de mantener los ángulos de inclinación sugeridos y evitar la punción por encima de C2.

3.3.7. Lesiones viscerales en PS.

La lesión visceral más común en la punción seca es el neumotórax. Algunos músculos se encuentran próximos a vísceras abdominales, lo que puede provocar lesiones involuntarias al tratar músculos como el psoas, el cuadrado lumbar o la musculatura abdominal. Aunque estos eventos son poco frecuentes, se han documentado algunos como (65, 66, 67):

- Un fragmento de aguja alojado en el riñón.
- Un hematoma retroperitoneal.
- Una complicación renal tras una lesión en la vejiga urinaria.
- Un caso de pancreatitis debido a una punción directa.

Además de los riesgos asociados al neumotórax, existe el potencial de lesiones más graves, como el taponamiento cardíaco. Este último implica la acumulación de sangre o líquido en el espacio entre el miocardio y el pericardio, lo que puede comprometer la función cardíaca y ser fatal si no se actúa rápidamente. En algunos casos, la aguja ha atravesado el esternón debido a una malformación conocida como foramen esternal, presente en el 5-8% de la población.

Para evitar complicaciones viscerales, es fundamental tener un buen conocimiento de la anatomía de la zona y adoptar medidas asépticas rigurosas. Aunque hay pocos casos documentados de lesiones viscerales significativas, es esencial estar consciente del riesgo de infección, que es la complicación más común en este contexto.

3.3.8. Infecciones.

El riesgo de infección en la punción seca es considerable, tanto para el paciente como para el fisioterapeuta, en caso de una punción accidental con una aguja utilizada. Aunque el riesgo de infección es generalmente bajo, es crucial seguir protocolos adecuados para minimizar este riesgo.

Si tenemos en cuenta el riesgo de infección para el paciente al introducir una aguja en el cuerpo, existe un riesgo inherente de infección. Se estima que en cada centímetro cuadrado de piel habitan alrededor de 1.000 bacterias, siendo más numerosas en los conductos y glándulas subyacentes. Sin embargo, estas bacterias tienen un escaso potencial para causar infecciones, como se ilustra en el trabajo de Dann (68), que no reportó infecciones tras más de 5.000 inyecciones sin preparación de la piel. Wit et al (69). documentaron infecciones locales en un 0,014% de los 230.000 pacientes estudiados. En la revisión de Ernst et al., se registraron 38 infecciones graves, especialmente artritis sépticas y abscesos del psoas, todas tratadas satisfactoriamente. Zhang et al (70). reportaron casos de infecciones bacterianas y víricas, enfatizando que estas se deben generalmente a malas prácticas, como el uso de agujas reutilizadas y mal esterilizadas.

Para prevenir infecciones en el fisioterapeuta debido a punciones accidentales, se deben considerar (66, 67, 68):

- Manejo cuidadoso de la aguja: Evitar reinsertar la aguja en el tubo guía de manera insegura y tener cuidado al realizar punciones en pinza.
- Desecho seguro: Tener cuidado al desechar agujas en contenedores específicos para evitar punciones accidentales.

Siguiendo estas pautas, se puede reducir significativamente el riesgo de complicaciones asociadas con la punción seca, tanto para el paciente como para el fisioterapeuta.

Para minimizar el riesgo de infección, se deben tomar las siguientes precauciones (69, 70, 71):

- Lavado de manos: Antes de realizar la punción, es crucial lavarse las manos meticulosamente con agua y jabón o una solución hidroalcohólica, incluso si se utilizan guantes.
- Desinfección del área: Aunque no hay consenso sobre su eficacia, se recomienda limpiar la zona de punción con alcohol de 70° para reducir el número de gérmenes.
- Uso de agujas estériles: Las agujas deben ser estériles y de un solo uso. Nunca deben reutilizarse para diferentes tratamientos, incluso si se trata del mismo paciente.

- Manejo cuidadoso de la aguja: Manipular la aguja desde el mango y evitar tocar la parte que entrará en contacto con el paciente, a menos que sea absolutamente necesario.
- Desecho adecuado de agujas: Las agujas deben depositarse en un contenedor específico para material biocontaminado y reemplazarse cuando se alcance el límite indicado.
- Uso de guantes: Se recomienda el uso de guantes de látex o nitrilo, ya que reducen la posibilidad de contagio en caso de punción accidental.

3.3.9. Reacciones vegetativas.

Las reacciones vegetativas son comunes tras la punción y pueden incluir síncope vasovagal, que es el efecto adverso más habitual. Se producen más frecuentemente cuando el paciente está en posición erguida. Otros síntomas incluyen mareos, sudoración, taquicardia, y cambios en la presión arterial. Realizar la punción en decúbito es fundamental para prevenir el síncope y minimizar el riesgo de lesiones en caso de desmayo (70, 71).

3.3.10. Punción en embarazo.

Se debe ser muy cuidadoso al realizar punciones en mujeres embarazadas debido a la posibilidad de aborto espontáneo y las percepciones erróneas de causalidad por parte de la paciente o familiares. Se recomienda evitar técnicas invasivas y optar por métodos menos agresivos, a menos que sean necesarias. No hay evidencia científica que respalde la existencia de "puntos prohibidos" en la acupuntura que podrían inducir aborto. Sin embargo, se deben considerar los riesgos (69, 70, 71).

3.3.11. Accidentes con las agujas en PS.

En la práctica de la PS, pueden ocurrir diversos accidentes con las agujas, y es crucial conocer cómo manejarlos de manera adecuada. A continuación, se describen los accidentes más comunes y sus respectivas maniobras de manejo (66, 67, 68, 69):

- Aguja doblada: La aguja puede doblarse si el paciente realiza una contracción muscular intensa mientras la aguja está insertada. Debemos retirar la aguja hasta el tejido subcutáneo. Verificar si la aguja está doblada, si es así, desecharla adecuadamente para evitar riesgos de inserción indeseada o ruptura.

- Aguja atascada: La aguja puede atascarse en la piel o el músculo. Para su manejo debemos pedir al paciente que se relaje lo más posible, intentar extraer la aguja cada 10-15 segundos, dar suaves golpes en la piel alrededor de la aguja y rascar el mango de la aguja con la uña y tratar de extraerla lentamente. Si la aguja está muy fija, intentar pellizcar el pliegue de piel donde está inserta, para liberarla un poco más y luego intentar extraerla. Si la aguja se atasca debido a un espasmo muscular, se pueden insertar dos agujas superficiales a ambos lados para ayudar a liberar el espasmo.
- Aguja despuntada: Desechar la aguja de inmediato, ya que puede incrementar el dolor durante su manipulación.
- Aguja rota: Informar al paciente que se mantenga tranquilo para evitar que la aguja penetre más profundamente. Marcar un círculo alrededor del sitio de inserción para tener una referencia. Si hay un trozo de aguja expuesto, intentar extraerlo con pinzas. Si no hay fragmentos expuestos, aplicar presión en la piel circundante para facilitar la extracción con pinzas. Si no se puede extraer en consulta, se requerirá atención médica especializada para la extracción quirúrgica.
- Consideraciones importantes:
    - Calidad de las agujas: Siempre usar agujas con el sello de calidad de la Comunidad Europea.
    - Longitud de inserción: Mantener siempre un margen de 0,5 cm a 1 cm de aguja fuera de la piel para facilitar su extracción en caso de emergencia.

Estos accidentes pueden ser graves, por lo que es fundamental que los fisioterapeutas que practiquen punción seca estén bien informados y preparados para manejarlos adecuadamente.

3.4. Contraindicaciones en la PS.

Es fundamental conocer las contraindicaciones absolutas y relativas, así como las precauciones especiales en la práctica de la PS. Se debe realizar una evaluación completa del paciente para detectar posibles riesgos y enfermedades que puedan influir en el tratamiento. La PS debe evitarse en las siguientes situaciones (72, 73, 74, 75):

- Contraindicaciones absolutas:
    - Fobia a las agujas.
    - Rechazo del paciente por temor o creencias.

- Incapacidad para dar consentimiento (problemas cognitivos, de comunicación o relacionados con la edad).
- Emergencias médicas o condiciones agudas.
- Áreas con linfedema, debido al mayor riesgo de infección.
- Otras razones médicas que desaconsejan la PS.

- Contraindicaciones relativas

Una vez descartadas las absolutas, el clínico debe evaluar si el tratamiento es adecuado, considerando la historia clínica y los posibles beneficios frente a los riesgos. Algunas contraindicaciones relativas incluyen:

- Tendencia a hemorragias: Pacientes con hemofilia, trombocitopenia o en tratamiento anticoagulante requieren atención especial.
- Compromiso del sistema inmunitario: Aquellos con enfermedades inmunosupresoras (VIH, cáncer, etc.) o en tratamiento inmunosupresor presentan mayor riesgo de infección.
- Enfermedades vasculares: Pueden predisponer a hematomas, hemorragias e infecciones.
- Diabetes: Afecta la capacidad de regeneración y la circulación, aumentando el riesgo de infecciones y dificultando la cicatrización.
- Embarazo: Se debe proceder con cautela, especialmente en el primer trimestre, debido a los riesgos potenciales.

- Otras precauciones especiales:
  - Niños: Es necesario el consentimiento de padres o tutores, y se debe evitar la PS profunda en menores de 13-15 años.
  - Pacientes debilitados o frágiles: Pueden no tolerar adecuadamente el tratamiento.
  - Epilepsia: Los pacientes no deben ser dejados sin supervisión mientras tienen las agujas puestas.
  - Estado psicológico: La ansiedad o el estrés pueden interferir con la tolerancia al tratamiento.
  - Alergias: Especialmente a los metales de las agujas (níquel, cromo) o al látex de los guantes.
  - Uso de medicamentos: Deben tenerse en cuenta aquellos que puedan afectar el sistema inmunológico, la coagulación o la estabilidad emocional del paciente.

En caso de duda sobre la idoneidad del paciente, el tratamiento debe ser reconsiderado o descartado para evitar riesgos.

3.5. Condiciones de seguridad.

La punción seca (PS) es un procedimiento invasivo utilizado en la fisioterapia y otras disciplinas para tratar el dolor y la disfunción muscular. Sin embargo, al ser un tratamiento que implica la inserción de agujas en los tejidos, conlleva riesgos que son diferentes de los asociados a terapias no invasivas. Por lo tanto, este apartado se centrará en la seguridad de la punción seca, abordando las consideraciones necesarias para garantizar la salud tanto de los pacientes como de los profesionales de la salud involucrados en su aplicación. La PS puede dividirse en dos categorías: la punción seca superficial (PSS) y la punción seca de los puntos gatillo (PSPG). Cada una de estas técnicas tiene sus propias particularidades y riesgos asociados. Es fundamental que tanto los profesionales de la salud como los pacientes comprendan la naturaleza de estos riesgos. De acuerdo con la Organización Mundial de la Salud (OMS), el bienestar del paciente es la máxima prioridad, pero también es crucial cuidar la salud y la seguridad de los profesionales y otras personas que puedan estar implicadas en el tratamiento (76, 77, 78).

Los riesgos asociados a la PSPG son significativos y pueden incluir hematomas, neumotórax, infecciones, lesiones en tejidos internos y hemorragias. El término "efecto adverso" (EA) se utiliza para describir cualquier efecto negativo que pueda surgir de un tratamiento, independientemente de su gravedad. La clasificación de los EA puede variar desde leves, que son breves y reversibles, hasta graves, que pueden requerir hospitalización o resultar en discapacidades significativas o incluso la muerte del paciente. Aunque la literatura científica aún carece de estudios exhaustivos sobre los EA específicos de la PSPG, la experiencia clínica sugiere que los efectos adversos graves son infrecuentes. Sin embargo, es esencial que se realicen más investigaciones para cuantificar estos riesgos y proporcionar una base sólida para el consentimiento informado de los pacientes (76, 77, 78).

Varios estudios han investigado la seguridad de la acupuntura y han encontrado que, aunque existen efectos adversos, la incidencia de eventos graves es baja. Por ejemplo, un estudio que analizó 32.000 tratamientos realizados por fisioterapeutas y médicos británicos encontró que la mayoría de los efectos adversos eran de baja gravedad y frecuentemente reversibles. Otros estudios han mostrado una frecuencia similar de efectos adversos en grandes cohortes de pacientes que recibieron tratamiento de acupuntura, destacando que la hemorragia y el dolor en la zona de punción son los efectos adversos más comunes (76, 77, 78).

Sin embargo, es importante que los profesionales de la salud estén al tanto de los riesgos y efectos adversos potenciales asociados con cualquier técnica que utilicen, incluida la PSPG. La formación continua y la educación sobre anatomía y técnicas de punción son cruciales para minimizar el riesgo de complicaciones. Los fisioterapeutas deben ser proactivos en la identificación de posibles efectos adversos y en la educación del paciente sobre estos riesgos. Esto incluye la importancia del consentimiento informado, donde los pacientes deben ser informados no solo sobre los beneficios del tratamiento, sino también sobre los posibles efectos adversos (76, 77, 78).

3.5.1. Higiene de manos.

La punción seca (PS) es un procedimiento de carácter invasivo que conlleva ciertos riesgos, entre ellos, el de infecciones asociadas a la atención sanitaria. Los agentes causantes de estas infecciones son diversos e incluyen bacterias como Staphylococcus y E. coli, virus como los de las hepatitis B y C, el virus de la inmunodeficiencia humana (VIH), hongos como la Candida albicans, protozoos como toxoplasma y priones que pueden causar enfermedades como la de Creutzfeldt-Jakob (79).

Para comprender mejor la transmisión de enfermedades infecciosas, es útil referirse al concepto de cadena de infección, que está constituido por seis elementos esenciales: un agente infeccioso, un reservorio (el área donde se encuentra el agente), una puerta de salida (el medio a través del cual el agente abandona al infectado), un medio de transmisión, una puerta de entrada (el modo en que el agente ingresa al nuevo huésped) y, por último, un huésped susceptible que puede ser infectado. Este modelo es fundamental para desarrollar estrategias efectivas de prevención (79,80).

Las precauciones estándar, elaboradas y publicadas por los centros para el control y la prevención de enfermedades son un conjunto de directrices clínicas diseñadas para prevenir la transmisión de agentes infecciosos. Su principal objetivo es interrumpir la cadena de infección, enfocándose en el modo de transmisión, la puerta de entrada y el huésped susceptible. Estas precauciones requieren que los profesionales de la salud asuman que cualquier persona puede estar potencialmente infectada o colonizada por microorganismos que pueden ser transmitidos en el contexto asistencial. Por lo tanto, deben aplicar una serie de prácticas laborales para minimizar el riesgo de contaminación. Entre estas prácticas, se incluyen aspectos críticos como la higiene de las manos, el uso de guantes, la adecuada preparación de la piel, el manejo seguro de agujas y desechos médicos, así como la prevención de lesiones por punción (80).

La higiene de las manos es considerada la intervención más importante para prevenir la transmisión de infecciones. Las recomendaciones relacionadas con esta práctica han sido clasificadas en tres categorías, según el nivel de evidencia que las respalda (81):

- La categoría I se refiere a evidencias sólidas apoyadas por estudios experimentales, clínicos o epidemiológicos.
- La categoría II incluye resultados sugestivos de estudios clínicos o epidemiológicos.
- La categoría III se basa en recomendaciones de expertos asistenciales basadas en su experiencia.

Para llevar a cabo una higiene de manos efectiva, es fundamental que las uñas estén cortas y perfectamente cuidadas. Se deben evitar las uñas postizas, los extensores y el uso de barniz o pintura de uñas. Además, es recomendable retirar cualquier tipo de joya o bisutería de las manos y muñecas, salvo la alianza, y las mangas de las camisas deben ser cortas o recogidas. La descontaminación de las manos se realiza preferentemente con un jabón adecuado y agua, aunque si las manos están visiblemente limpias de contaminantes, se puede optar por un gel o solución alcohólica apropiada. Se recomienda la descontaminación de las manos en varias situaciones específicas, como cuando están visiblemente sucias, antes y después de cada contacto con un paciente, al inicio y final de cada turno de trabajo, tras quitarse los guantes, al abandonar un área contaminada, después de usar equipos o materiales sucios, tras realizar funciones corporales personales y antes de manipular alimentos (80, 81).

La atención a la técnica de descontaminación de manos es crucial, ya que, a pesar de su aparente sencillez, es común que los profesionales de la salud apliquen técnicas incorrectas. El lavado de manos con jabón convencional puede eliminar la suciedad visible, pero suele ser menos efectivo para prevenir la actividad de microorganismos. Por otro lado, las soluciones alcohólicas para el lavado de manos han demostrado ser más eficaces en este sentido. Los jabones antimicrobianos resultan ser más eficaces que los convencionales, logrando una reducción estadísticamente significativa en la actividad microbiana. Sin embargo, el uso de alcohol en geles es superior a los jabones antimicrobianos o suaves sin alcohol (82, 83).

Las recomendaciones para un lavado adecuado de manos con jabón son las siguientes: primero, se deben mojar las manos con agua; luego, aplicar una cantidad adecuada de jabón según lo indicado por el fabricante; frotar vigorosamente las manos durante al menos 15 segundos, asegurándose de cubrir todas las superficies de manos y dedos; enjuagar las manos con agua; secar con una toalla de papel desechable de buena calidad; usar la toalla para cerrar el grifo y desecharla en un cubo con pedal; y evitar el uso de agua caliente, ya que puede aumentar la sequedad de la piel y contribuir a la dermatitis (82, 83).

Alternativamente, las manos pueden descontaminarse con una solución alcohólica o gel de manos, siempre y cuando estén visiblemente limpias. Sin embargo, es importante tener en cuenta que el material orgánico puede inactivar estas soluciones, por lo que si las manos están sucias, deben lavarse previamente. Se recomienda que la solución alcohólica tenga una concentración de aproximadamente 70% de isopropanol, etanol o n-propanol, ya que concentraciones más altas pueden incrementar el riesgo de sequedad y dermatitis. Se sugiere que se lave las manos con jabón cada 5-10 aplicaciones de gel alcohólico para reconstituir los emolientes de la piel (82, 83).

Dado que los profesionales de la salud pueden realizar hasta 30 lavados de manos en un solo turno de trabajo, existe un riesgo significativo de irritación cutánea y dermatitis. La dermatitis por irritación es una respuesta inflamatoria no inmunológica de la piel a un agente externo, que puede hacer que esta sea más susceptible a la colonización por microorganismos. Por lo tanto, la prevención y tratamiento de todas las formas de dermatitis son cruciales para la seguridad tanto de los pacientes como de los profesionales de la salud. Para prevenir la dermatitis laboral en el contexto asistencial, se recomienda seguir las instrucciones del fabricante sobre el uso de productos para la higiene de las manos, elegir productos con un bajo potencial irritante y usar emolientes siempre que sea posible. También es importante prestar atención a la retroalimentación de los profesionales sobre los productos que utilizan, así como emplear lociones adecuadas para las manos que ayuden a mantener la hidratación y restaurar los lípidos de la piel (79, 81).

3.5.2. Guantes.

El uso de guantes es esencial en la punción seca, debido a que previenen el contacto con sangre y otros fluidos corporales, especialmente ante el riesgo frecuente de hemorragia. Aunque algunos argumentan que los guantes pueden afectar la sensibilidad del tacto, su uso es obligatorio según las regulaciones, y deben ser desechables tras cada uso. En el caso de alergias al látex, se prefieren guantes de nitrilo. Además, tras su retirada, es necesario lavar las manos para evitar la proliferación de bacterias. La desinfección de la piel del paciente antes de la punción generalmente no es necesaria si está visiblemente limpia, siguiendo las recomendaciones de la OMS. Sin embargo, en algunos países se requiere el uso de desinfectantes, como alcohol isopropílico, especialmente en áreas con mayor riesgo de acumulación de humedad. Para pacientes inmunocomprometidos, se recomienda una preparación más rigurosa con soluciones desinfectantes específicas, como el yodo al 2% en alcohol. Las agujas y otros residuos médicos deben eliminarse conforme a las normativas locales, utilizando contenedores especiales de instrumentos cortantes. Estos deben estar fácilmente accesibles durante el procedimiento, pero fuera del alcance de los niños, y no deben llenarse por encima de la línea de seguridad para evitar accidentes (82, 83, 84, 85).

Las lesiones por punción (LP) son un riesgo común para los profesionales de la salud. Estas lesiones pueden transmitir patógenos peligrosos como el VIH y los virus de hepatitis B y C. Aunque el riesgo es menor con agujas de filamento sólido, es crucial mantener prácticas adecuadas de higiene y eliminación de desechos. En caso de una LP, se debe lavar la herida inmediatamente, notificar el incidente y buscar atención médica. Para prevenir estas lesiones, los profesionales deben controlar el uso y eliminación de agujas de manera cuidadosa, evitar interrupciones y trabajar en condiciones óptimas. Además, deben estar vacunados contra hepatitis A y B. No solo los profesionales, sino también los pacientes y sus familiares están en riesgo si las agujas no se eliminan adecuadamente, por lo que es esencial mantener un entorno seguro (82, 83, 84, 85).

3.5.3. Seguridad durante el procedimiento.

La punción seca (PS) es un procedimiento invasivo que puede estar asociado a efectos adversos. La educación del paciente y una buena comunicación con el clínico son esenciales para una práctica segura y efectiva. El dolor tras la punción seca, conocido como molestias tras el tratamiento (MTT), es común y puede durar de 1 a 4 días. Estas molestias son más frecuentes en la punción seca profunda de puntos gatillo (PSPG) y menos probables en la punción superficial (PSS). Los pacientes deben ser informados sobre estas posibles molestias para evitar preocupaciones innecesarias. Es importante comunicar con el paciente para ajustar el tratamiento según su tolerancia. Si el paciente experimenta un dolor persistente y agudo durante la inserción de la aguja, esta debe ser retirada y reposicionada en un área cercana. El dolor agudo o eléctrico puede indicar que la aguja ha tocado un nervio o vaso sanguíneo, en ese caso, se debe retirar inmediatamente y aplicar presión para controlar posibles hemorragias (78, 88).

El hematoma es un efecto adverso frecuente. Para reducir su aparición es fundamental evitar la punción en vasos sanguíneos y aplicar presión manual tras la retirada de la aguja. En caso de hemorragia en la piel, se debe usar presión y aplicar hielo si es necesario. El desmayo puede ocurrir durante el tratamiento debido a factores como dolor, estrés o fobia a las agujas. Para prevenirlo debemos tratar al paciente en posición tumbada. Mantener una comunicación constante y evitar técnicas agresivas. Si el paciente muestra signos de mareo o sudoración, se debe extraer la aguja y considerar elevar las piernas (78, 88).

Aunque el riesgo de infección es bajo, es importante seguir protocolos de higiene estricta. El área de punción debe ser inspeccionada antes y después del tratamiento para identificar posibles signos de infección (dolor, enrojecimiento, fiebre, etc.). En punciones cercanas al tórax, existe un riesgo bajo pero potencial de neumotórax. Si se sospecha, el paciente debe ser llevado al servicio de urgencias. Algunos pacientes pueden experimentar fatiga o somnolencia tras la PS. Se les debe advertir que no conduzcan ni manejen maquinaria hasta que desaparezcan estos síntomas (78, 88).

4. TÉCNICAS DE PUNCIÓN SECA.

4.1. Clasificación y modalidades de la PS.

La punción seca (PS) es una técnica que se utiliza para tratar los puntos gatillo miofasciales (PGM) y tiene diferentes modalidades. Estas pueden clasificarse en función de varios criterios, como la herramienta empleada, el tipo de estimulación, la profundidad de la inserción de la aguja, el modelo conceptual en el que se basa la técnica o el profesional que la realiza. Sin embargo, el criterio más comúnmente usado es la profundidad de la aguja en relación con el PGM. Existen dos grandes categorías: la punción seca superficial (PSS) y la punción seca profunda (PSP). En la PSS, la aguja no llega a penetrar el PGM, mientras que en la PSP la aguja lo atraviesa. Con respecto a las modalidades las más conocidas son:

Para la PSS es la técnica de Peter Baldry, en la que la aguja se inserta en los tejidos subcutáneos sin llegar al PGM. Esta técnica demostró su efectividad en la reducción del dolor y la hiperalgesia asociada con los PGM, incluso en músculos profundos. Se caracteriza por dejar la aguja en la piel durante 30 segundos, y si el dolor persiste, se puede extender el tiempo de inserción o aplicar estimulación adicional (56, 89, 90).

Otra técnica es la punción subcutánea de Fu, que requiere agujas específicas y busca movilizar la aguja en el tejido subcutáneo a cierta distancia del PGM. Este movimiento se repite varias veces, y el catéter que se usa puede dejarse dentro del cuerpo durante varias horas (89, 90, 91, 92, 93).

En cuanto a la PSP, destaca la técnica de entrada y salida rápidas de Hong, que busca provocar respuestas de espasmo local (REL) insertando y retirando la aguja rápidamente del PGM. Las REL son un indicador de eficacia en el tratamiento, y el número de inserciones depende de la tolerancia del paciente (89, 90, 91, 92, 93).

Otra técnica que podemos encontrar es la estimulación intramuscular de Gunn. Este enfoque diagnóstico y terapéutico se centra en el tratamiento del dolor crónico, sugiriendo que los puntos gatillo miofasciales (PGM) son consecuencia de radiculopatías o alteraciones del sistema nervioso. Utiliza agujas de acupuntura insertadas y manipuladas con un inyector, realizando entradas y salidas rápidas y giros en ambas direcciones para provocar una respuesta de liberación de endorfinas (REL) o dolor referido. Si el dolor no desaparece o aumenta, se recomienda interrumpir la técnica (89, 90, 91, 92, 93).

La técnica de entrada y salida rápidas con rotación es la adaptación de la técnica de inserciones múltiples, diseñada para facilitar la inserción de la aguja sin que se doble. La aguja se gira al insertarse y retirarse, y se detalla más en el capítulo correspondiente (89, 90, 91, 92, 93).

En la técnica de giros de la aguja es una propuesta como alternativa menos agresiva para pacientes sensibles. Se basa en la manipulación de la aguja mediante giros, una práctica clásica en la medicina tradicional china. La eficacia se evalúa a través de la REL o dolor referido, que indica la correcta localización del PGM. Si no se logra el alivio, se puede cambiar la dirección de la aguja y repetir el procedimiento (89, 90, 91, 92, 93).

Para la técnica de punción seca profunda con aguja minibisturí es comparada con agujas de acupuntura convencionales y ejercicios de autoestiramiento, esta técnica ha mostrado resultados significativamente superiores en el tratamiento de PGM. La aguja minibisturí, más gruesa y con una punta afilada, se utiliza en casos que no responden a otros tratamientos. Sin embargo, se necesita más evidencia para justificar su uso generalizado debido a su naturaleza más agresiva (89, 90, 91, 92, 93).

Con respecto a la electropunción seca actúa a través de varios mecanismos que justifican su eficacia. En primer lugar, se postula que la corriente eléctrica tiene la capacidad de provocar la destrucción de miocitos alrededor de la aguja, además de la lesión mecánica que ya causa la aguja en sí. Sin embargo, es importante destacar que esta teoría aún necesita ser validada mediante más investigaciones que determinen el alcance de esta destrucción y la dosis necesaria para que ocurra. Otro mecanismo interesante es el lavado de sustancias sensibilizantes. Durante la aplicación de la electropunción seca, se logran inducir contracciones musculares pequeñas pero visibles al rebasar ligeramente el umbral excitomotor. Estas contracciones pueden facilitar un efecto de "lavado" sobre las sustancias sensibilizantes acumuladas en la zona, similar a lo que se observa en las técnicas de relajación (REL) que se utilizan en la punción seca. Además, las contracciones provocadas por la corriente eléctrica también contribuyen al estiramiento local de los sarcómeros acortados en los puntos gatillo miofasciales (PGM). Este estiramiento ayuda a normalizar la longitud muscular, lo que a su vez mejora la función muscular. En conjunto, estos mecanismos hacen de la electropunción seca una herramienta prometedora en el tratamiento de las disfunciones musculares (89, 90, 91, 92, 93).

4.2. Mecanismos y efectos de la PS.

4.2.1. Mecanismos de acción de la PS.

La punción seca superficial (PSS) y la punción seca profunda (PSP) son dos técnicas utilizadas en el tratamiento del dolor miofascial, y aunque ambas implican la inserción de una aguja, sus mecanismos de acción son distintos. La PSS se centra en la estimulación de la superficie de los tejidos sin alcanzar los puntos gatillo miofasciales (PGM), lo que lleva a que sus efectos no se justifiquen únicamente por factores mecánicos. En cambio, se busca comprender su eficacia a través de la neurofisiología y los mecanismos endógenos que modulan el dolor (56).

Uno de los mecanismos más relevantes en la PSS es la estimulación de las fibras nerviosas A-beta, que se activan al insertar la aguja en los tejidos por encima del PGM. Esto puede bloquear la transmisión de los impulsos nociceptivos que provienen de las fibras musculares de tipo IV, responsables del dolor miofascial. Esta acción puede ser directa, a través de interneuronas inhibitorias en la médula espinal, o indirecta, mediante sistemas descendentes que utilizan opioides, serotonina y noradrenalina para inhibir la percepción del dolor. Además, se activa el control inhibitorio difuso de la nocicepción, que también puede ser activado por las fibras C periféricas, lo que contribuye a la reducción del dolor (56).

La teoría del control de la compuerta, propuesta por Melzack y Wall, sugiere que la estimulación de las fibras nerviosas de gran diámetro A-beta cierra la "puerta" a la transmisión del dolor al sistema nervioso central. Aunque ha sido revisada con el tiempo, la esencia de esta teoría persiste y se considera fundamental para entender cómo la PSS puede reducir la percepción del dolor. Por otro lado, la acción sobre el sistema nervioso autónomo es otro mecanismo que se está investigando. Se ha encontrado que este sistema puede modular la actividad de los PGM, y estudios en animales sugieren que la estimulación simpática puede aumentar la liberación de acetilcolina, lo que podría contribuir a la disminución de la tensión y mejorar la movilidad de los músculos afectados (93).

Respecto a la PSP, esta técnica no solo induce la PSS, sino que también se enfoca en los PGM, provocando respuestas que se traducen en mecanismos adicionales de acción. Uno de los mecanismos propuestos es el "lavado" de las sustancias sensibilizantes en los PGM. Al provocar una respuesta de liberación de endorfinas (REL) mediante la punción, se ha demostrado que disminuyen las concentraciones de compuestos como la bradicinina y la sustancia P, que son responsables de la sensibilización y perpetuación del dolor. Este "lavado" puede estar relacionado con un aumento del flujo sanguíneo que facilita la eliminación de estas sustancias y mejora la fisiología de la placa motora. Otro mecanismo de la PSP es la elevación del pH en la zona del PGM, lo cual es crucial, ya que un pH ácido se asocia con la sensibilización del dolor. Los estudios muestran que tras la provocación de la REL, el pH de los PGM activos se eleva, acercándose a los niveles de los músculos normales, lo que podría ayudar a normalizar la función de la placa motora (56, 93, 94).

Además, se ha propuesto que la estimulación del PGM puede interrumpir el "circuito del PGM", restableciendo el control que el sistema nervioso central ejerce sobre el área afectada y contribuyendo a la liberación de endorfinas. También se ha observado que la punción puede causar una laceración mecánica de los miocitos y placas motoras, lo que puede llevar a una regeneración y reorganización funcional de los tejidos afectados (56, 93, 94).

El estiramiento local de las estructuras citoesqueléticas contracturadas es otro mecanismo que se ha sugerido, donde la aguja provoca un estiramiento que puede contribuir a la normalización de la longitud de los sarcómeros, mejorando la función muscular. Finalmente, los efectos sobre el flujo sanguíneo y la acción antiinflamatoria que se producen tras la punción son mecanismos adicionales que destacan la complejidad de la PSP. Se ha observado que esta técnica puede mejorar la oxigenación y el flujo sanguíneo en los músculos, lo que es esencial para contrarrestar la hipoxia que caracteriza a los PGM (56, 93, 94).

En resumen, la PSS y la PSP presentan una serie de mecanismos de acción que van más allá de lo meramente mecánico, implicando interacciones complejas entre los sistemas nervioso, vascular e inmune, lo que explica sus efectos analgésicos y terapéuticos en el tratamiento del dolor miofascial. Estos hallazgos invitan a continuar la investigación sobre la eficacia y los mecanismos subyacentes de estas técnicas, especialmente en términos de su comparación con el placebo y su posible combinación con otras modalidades de tratamiento.

4.2.2. Efectos sobre el tejido conjuntivo.

En la punción seca se utilizan agujas finas y filiformes para interactuar con el tejido conjuntivo del cuerpo. La eficacia de estas técnicas está relacionada con el pequeño diámetro de las agujas (generalmente menos de 300 mm), que permite una interacción específica con el tejido, creando lo que se conoce como un "ovillo o remolino" de colágeno alrededor de la aguja. Este fenómeno ocurre cuando las agujas se rotan, haciendo que los haces de colágeno se adhieran y roten con ellas, lo que incrementa el vínculo mecánico entre la aguja y el tejido. El mecanismo de acción se realiza mediante (53, 93, 94, 95, 96):

- Rotación de la aguja: Al rotar la aguja, se genera un estiramiento específico del tejido conjuntivo, afectando principalmente a las capas subcutáneas e intermusculares, con un mínimo impacto en la piel.
- Estiramiento sostenido: Cuando se deja la aguja en su lugar después de la rotación, el ovillo de colágeno no se deshace inmediatamente, lo que permite mantener un estiramiento localizado durante varios minutos.
- Medición y cuantificación: Se han desarrollado técnicas, como la punción acupuntura robótica y la elastografía por ultrasonido, para cuantificar los ovillos de tejido conjuntivo y los desplazamientos tisulares inducidos por la manipulación de las agujas.

El tejido conjuntivo responde constantemente a las fuerzas mecánicas, y este tipo de estimulación puede inducir respuestas viscoelásticas en función de su composición y organización. El estiramiento sostenido del tejido más allá de su rango habitual puede llevar a (53, 93, 94, 95, 96):

- Relajación viscoelástica: Inicialmente se reduce la tensión en el tejido, seguido de una reorganización molecular en la matriz de colágeno que restablece el equilibrio de tensión.
- Alteraciones en los fibroblastos: Estos cambios en la forma celular (aplanamiento y expansión) son respuestas activas que pueden resultar en la remodelación del citoesqueleto y una reducción adicional de la tensión en el tejido.

Aunque existen abundantes evidencias que sugieren que la estimulación manual de las agujas influye en el sistema nervioso, aún hay poco conocimiento sobre el vínculo mecánico entre la aguja y el sistema nervioso. La posibilidad de que el enrollamiento de colágeno sea un mecanismo importante para la transmisión de señales mecánicas se apoya en estudios donde la manipulación de las agujas pierde eficacia analgésica cuando se interrumpe el vínculo colágeno-tejido. Algunos estudios sugieren una correspondencia entre los meridianos de la acupuntura y el tejido conjuntivo, indicando que los puntos de acupuntura podrían estar situados en áreas de tejido conjuntivo más denso o profundo, lo que podría explicar las diferencias en la resistencia a la extracción de agujas en estos puntos en comparación con puntos de control (53, 93, 94, 95, 96).

4.2.3. Efectos sobre la fascia muscular.

El término "miofascial" fue acuñado por Janet Travell en relación con los puntos gatillo (PG), que son áreas hipersensibles en los músculos que pueden generar dolor referido. Sin embargo, la literatura científica y los textos fundamentales de Travell y Simons sobre los PG han tendido a presentar los músculos como estructuras aisladas y autónomas, con orígenes y funciones claramente definidas. Esta visión simplista no refleja la complejidad de la interrelación entre los músculos y las estructuras fasciales que los rodean, una relación que es crucial para entender la etiología del dolor miofascial. La fascia se clasifica en dos tipos principales: la fascia superficial y la fascia profunda. La fascia superficial está compuesta por tejido conjuntivo laxo, que se encuentra justo debajo de la piel y contiene colágeno, elastina y tejido adiposo. En contraste, la fascia profunda es más densa y rodea a los músculos, nervios, vasos sanguíneos y órganos, careciendo de tejido adiposo. La separación entre la fascia profunda y los músculos se realiza a través de una capa de tejido conjuntivo laxo que contiene hialuronano, un compuesto que facilita el deslizamiento entre las capas, esencial para permitir un movimiento adecuado y reducir la fricción durante la contracción muscular (53, 93, 94, 95, 96).

Las capas fasciales que rodean el músculo se componen de epimisio, perimisio y endomisio. El epimisio envuelve músculos específicos y se conecta directamente al perimisio, que agrupa haces de fibras musculares. A su vez, el endomisio envuelve cada fibra muscular individualmente, desempeñando un papel vital en la flexibilidad y la transmisión de fuerzas a lo largo de las miofibrillas. La tensión en la fascia profunda se mantiene mediante numerosas inserciones musculares, lo que permite que los músculos distribuyan parte de sus fuerzas contráctiles hacia las estructuras fasciales. Esta interacción no solo incrementa la estabilidad articular, sino que también facilita el movimiento coordinado entre diferentes grupos musculares (53, 93, 94, 95, 96)

Un hallazgo interesante es que, aunque algunos músculos pueden tener conexiones mecánicas fuertes con sus músculos agonistas, la transmisión de fuerza no siempre está influenciada por los cambios en la longitud de estos músculos. Esto sugiere que los mecanismos utilizados para transmitir fuerza pueden variar entre diferentes músculos, lo que complica aún más nuestra comprensión de la función muscular y fascial. En el contexto de la punción seca, que implica insertar una aguja en un PG, es fundamental considerar cómo este procedimiento afecta no solo a los PG, sino también a las estructuras fasciales circundantes. La punción seca se asemeja a un tratamiento de inyección, y dado que la aguja debe atravesar la fascia superficial y profunda para alcanzar el PG, es esencial investigar cómo estos tratamientos interactúan con las estructuras fasciales. Langevin y sus colegas han propuesto que la rotación de las agujas de filamento sólido puede causar un estiramiento interno en los tejidos. También sugirieron que podría haber un acoplamiento entre la aguja y los tejidos corporales, posiblemente mediado por tensiones superficiales y atracción eléctrica, aunque esta última podría ser relativamente débil (96).

El dolor miofascial está asociado con la presencia de bandas tensas, que son palpables perpendicularmente a la dirección de las fibras musculares. Esto plantea la hipótesis de que las restricciones en la fascia, particularmente en el perimisio, podrían contribuir a la formación de estas bandas tensas. De hecho, se ha observado que el perimisio responde a los cambios en la tensión mecánica más que otros tejidos conectivos intramusculares, lo que indica una relación significativa entre la fascia y la experiencia del dolor. Investigaciones recientes han sugerido que las modificaciones en la densidad del tejido conectivo laxo en la fascia profunda, así como la hidrodinámica del hialuronano, podrían ser factores que contribuyen al desarrollo del dolor miofascial (53, 93, 94, 95, 96).

A pesar de la importancia del tema, la investigación sobre la función de la fascia en los PG y el dolor miofascial ha sido escasa. Muchas preguntas permanecen sin respuesta, como cuáles son los efectos de la punción seca sobre las adherencias fasciales, las áreas de densificación, el tejido cicatricial y el desarrollo de la fuerza y la flexibilidad. Hay una necesidad urgente de estudios que definan detalladamente las interacciones entre los PG, los músculos y las fascias para comprender mejor su papel en el dolor miofascial. La comprensión de la relación entre la fascia y los puntos gatillo es fundamental para desarrollar tratamientos más efectivos. La interconexión entre músculos y fascia es compleja y debe ser integrada en la práctica clínica para abordar adecuadamente el dolor asociado con los PG. Al reconocer el papel crucial de las estructuras fasciales, los profesionales de la salud pueden optimizar su enfoque terapéutico, lo que potencialmente mejorará los resultados para sus pacientes (53, 93, 94, 95, 96).

4.3. Principios y procedimientos de aplicación para una práctica correcta en la PS.

4.3.1. Historia clínica.

La historia clínica es el primer paso fundamental para garantizar un tratamiento eficaz. En este proceso, el fisioterapeuta debe realizar una recopilación exhaustiva de la información del paciente. Esto incluye los antecedentes médicos, donde se documentan las condiciones preexistentes, las intervenciones quirúrgicas pasadas y cualquier tratamiento fisioterapéutico que haya recibido anteriormente. Además, es esencial registrar los síntomas actuales, detallando su naturaleza, duración y localización. Una evaluación física minuciosa también debe llevarse a cabo, analizando el rango de movimiento, la fuerza muscular y la identificación de puntos gatillo. Esta información permitirá al fisioterapeuta decidir la mejor intervención terapéutica a seguir (97, 98).

4.3.2. Información y consentimiento del paciente.

Una vez recopilada la historia clínica, es crucial informar al paciente sobre el tratamiento propuesto. Este proceso de información debe incluir una explicación clara de la técnica de punción seca: cómo se realiza y cuáles son los objetivos que se pretenden alcanzar. Además, el fisioterapeuta debe enumerar las ventajas del tratamiento, tales como la reducción del dolor y la mejora de la movilidad. Sin embargo, también es importante hablar sobre los inconvenientes y los riesgos asociados, como el dolor post-procedimiento o posibles hematomas. Al asegurarse de que el paciente esté bien informado, se crea una relación de confianza que facilitará el proceso . Dada la naturaleza invasiva de la punción seca, se hace imprescindible obtener el consentimiento del paciente. Este consentimiento debe ser informado, lo que significa que el paciente debe comprender completamente lo que implica el procedimiento. Se recomienda que, tras la explicación de la técnica y sus posibles efectos, el paciente firme un documento de consentimiento. Este documento no solo asegura que el paciente ha entendido el procedimiento, sino que también protege tanto al paciente como al fisioterapeuta en caso de cualquier eventualidad (99, 100).

Debemos hacer un manifiesto de haber recibido información verbal clara y comprensible sobre el procedimiento que se me realizará y, además, haber leído este documento. Todas mis dudas han sido respondidas y entiendo toda la información proporcionada. Por lo tanto, doy mi consentimiento de manera voluntaria para que el/la fisioterapeuta especializado en punción seca me realice esta técnica. También entiendo que puedo retirar mi consentimiento en cualquier momento y sin necesidad de dar explicaciones. Se me ofrecerá una copia de este documento si la requiero (101, 102).

Declaración de consentimiento informado para la PS.	
FISIOTERAPEUTA	
Nombre	
Apellidos	
Nº colegiado	
Firma	
PACIENTE	
Nombre	
Apellidos	
DNI	
Nombre y apellidos del tutor legar (si procede)	
DNI del tutor legal	
Firma	

Tabla 4. Modelo declaración de consentimiento informado para la PS (101, 102).

4.3.3. Higiene.

La higiene es un aspecto crítico en la práctica fisioterapéutica, especialmente en procedimientos invasivos. Antes de iniciar la punción, el fisioterapeuta debe cumplir con todas las normas higiénicas establecidas. Esto incluye lavarse las manos cuidadosamente y, en muchos casos, el uso de guantes desechables para crear una barrera contra cualquier posible contaminación. También se debe desinfectar la piel del paciente en la zona que se va a tratar, utilizando un antiséptico adecuado. La correcta aplicación de estas normas garantiza la seguridad del paciente y reduce el riesgo de infecciones (103, 104).

4.3.4. Colocación del paciente.

La correcta colocación del paciente es otro aspecto vital para la realización de un procedimiento seguro. El fisioterapeuta debe asegurarse de que el paciente adopte una posición de decúbito que le resulte cómoda y que facilite el acceso a la zona a tratar. Esta posición no solo beneficia la comodidad del paciente, sino que también permite al fisioterapeuta trabajar con mayor facilidad y seguridad. Además, el uso de cojines o soportes puede ayudar a asegurar que el paciente esté lo más cómodo posible durante el tratamiento (105, 106).

4.3.5. Diagnóstico, localización y fijación segura del PGM.

Antes de proceder con la punción, es imperativo confirmar el diagnóstico y la localización del punto gatillo muscular (PGM). Sin esta etapa, la punción podría convertirse en un procedimiento arbitrario con resultados impredecibles. El fisioterapeuta debe asegurarse de que el PGM esté correctamente identificado y fijado en una posición que permita su acceso durante la punción. Este paso es crucial, ya que garantiza que el tratamiento sea específico y efectivo (107, 108).

4.3.6. Ejecución.

Cuando llega el momento de ejecutar la punción, se debe realizar con la máxima pericia posible. La inserción de la aguja debe hacerse de manera controlada, evitando profundidades innecesarias para minimizar los riesgos. Durante todo el proceso, es esencial mantener una comunicación constante con el paciente, preguntándole sobre su comodidad y cualquier síntoma que pueda estar experimentando. Esto no solo asegura que el paciente se sienta seguro, sino que también permite al fisioterapeuta ajustar su técnica según sea necesario (107, 108).

4.3.7. Cuidados tras la PS.

Finalmente, una vez realizada la punción, se deben seguir ciertos cuidados para garantizar el bienestar del paciente. Es fundamental aplicar técnicas de hemostasia para detener cualquier sangrado en el sitio de la punción. Además, se deben proporcionar instrucciones claras al paciente sobre cómo cuidar la zona tratada y qué actividades evitar después del procedimiento. Un seguimiento adecuado es igualmente importante; programar una cita posterior permite evaluar la eficacia del tratamiento y abordar cualquier efecto secundario que pueda haber surgido (107, 108, 109, 110).

En cuanto a los procedimientos, la punción seca requiere un enfoque detallado y meticuloso para garantizar tanto la seguridad del paciente como la efectividad del tratamiento. Uno de los primeros aspectos a considerar es la colocación del paciente, que debe estar en una posición reclinada para evitar complicaciones como el desmayo durante el tratamiento. Además, es esencial que el paciente esté colocado de manera que facilite tanto la palpación como el acceso adecuado al músculo o grupo de músculos que se van a tratar. La postura del paciente puede variar entre decúbito supino, prono, lateral, o una combinación de estas posiciones, dependiendo de la localización de los puntos gatillo. La comodidad del paciente es crucial, por lo que se pueden usar almohadas u otros dispositivos para apoyar y garantizar su relajación. Es muy útil que el clínico pueda observar el rostro del paciente durante la sesión de punción seca, ya que esto facilita una comunicación fluida y permite evaluar la reacción del paciente a los procedimientos. Sin embargo, si esto no es posible, la comunicación verbal se convierte en una herramienta indispensable para detectar cualquier incomodidad o señal de alerta por parte del paciente. Asimismo, el clínico debe asegurarse de adoptar una postura ergonómica, que no solo le permita realizar el tratamiento de forma eficiente sino también protegerse de posibles lesiones o tensiones al aplicar la punción. Este posicionamiento corporal ayuda a reducir riesgos asociados a la técnica y facilita el control de todo el proceso. En situaciones donde el paciente es un niño, o si está acompañado por otras personas, como padres o tutores, es importante que ellos también se sientan cómodos. No es raro que algunos acompañantes puedan sentirse incómodos o incluso desmayarse al observar el procedimiento de punción seca, por lo que el clínico debe estar preparado para gestionar estos casos de manera apropiada (107, 108, 109, 110).

Una vez el paciente está adecuadamente posicionado, se procede con la palpación, que es un paso esencial para la identificación precisa de los puntos gatillo. Una palpación cuidadosa permite localizar las áreas de dolor y tensión muscular, y para ello, el clínico debe poseer un excelente conocimiento de la anatomía. Este conocimiento abarca las inserciones musculares, marcas óseas anatómicas, la dirección de las fibras musculares, capas de los músculos, estructuras neurovasculares y órganos internos que podrían estar en riesgo, como la pleura o los pulmones, dependiendo de la zona tratada. El fisioterapeuta debe localizar el músculo o músculos que va a tratar mediante una combinación de observación visual y palpación meticulosa. Es fundamental evitar las estructuras anatómicas vulnerables, como nervios, vasos sanguíneos y órganos importantes. La palpación debe ser precisa para identificar correctamente los puntos gatillo, colocando el músculo bajo una tensión óptima para facilitar esta tarea. En algunos casos, se le puede pedir al paciente que contraiga los músculos para ayudar al fisioterapeuta a identificar mejor las direcciones de las fibras musculares y diferenciar los músculos entre sí. En cuanto a la técnica de palpación, se puede optar por una palpación plana o por la técnica de palpación en pinza, según sea más apropiado para el área tratada. La palpación en pinza es preferible en muchos casos, ya que incrementa la seguridad del procedimiento. Una vez identificado el punto gatillo y el músculo, y antes de proceder con la punción, es importante asegurarse de que tanto el paciente como el músculo estén completamente relajados. Si el clínico tiene dudas sobre la ubicación precisa de la aguja o sobre la anatomía del paciente, especialmente en casos donde la obesidad u otras condiciones complican la palpación, no debe continuar con la punción seca. Ante la duda, siempre es mejor detenerse para evitar complicaciones (107, 108, 109, 110).

La técnica de punción seca en sí misma implica una serie de pasos específicos que deben seguirse con precisión. Se deben utilizar agujas monofilamento estériles de alta calidad y de un solo uso. Estas agujas pueden o no utilizarse con un tubo guía, dependiendo de la preferencia del clínico y las necesidades del paciente. Las agujas siempre deben estar almacenadas de acuerdo con las directrices del fabricante y no deben estar caducadas. La longitud y el calibre de la aguja varían según el tamaño corporal del paciente, el músculo que se va a tratar y la profundidad requerida para la punción. Antes de la inserción de la aguja, es esencial seguir un protocolo estricto de higiene. El clínico debe usar guantes, al menos en la mano que realiza la palpación, aunque es posible que prefiera usar guantes en ambas manos. El músculo debe ser identificado nuevamente antes de la punción, y se puede utilizar una técnica de palpación plana o en pinza para asegurar la precisión. La aguja se sostiene únicamente por el mango y se introduce a través de la piel usando el tubo guía, que se retira una vez la aguja está en su lugar. Es fundamental evitar tocar la aguja durante el proceso para prevenir su contaminación (107, 108, 109, 110).

El fisioterapeuta debe estar completamente familiarizado con las estructuras anatómicas cercanas a la zona que se está tratando. Evitar la penetración de estructuras vulnerables, como nervios y vasos sanguíneos, es crucial. Además, los movimientos involuntarios del paciente pueden comprometer la seguridad de la punción, por lo que el clínico debe mantener una mano sobre el cuerpo del paciente para controlar la situación. Dependiendo de la técnica de punción seca que se esté aplicando, como la punción superficial o la punción profunda, la aguja se insertará hasta la profundidad adecuada para alcanzar el punto gatillo. En el caso de la punción profunda, la aguja se introduce lentamente y de manera continua dentro y fuera del músculo, lo que se conoce como técnica dinámica de punción, con el objetivo de inducir respuestas de espasmo local (107, 108, 109, 110).

Es importante interrumpir de inmediato el procedimiento si el paciente experimenta dolor punzante, quemante o eléctrico, ya que esto podría indicar que la aguja ha alcanzado un nervio o un vaso sanguíneo. En algunos casos, se puede utilizar una técnica de punción estática, donde la aguja se deja en su lugar por un período de tiempo específico y se puede rotar para aplicar estrés mecánico sobre la fascia. Durante todo el procedimiento, el clínico debe mantener una comunicación constante con el paciente, ajustando la intensidad del tratamiento a la tolerancia del mismo. En particular, durante el primer tratamiento, es fundamental tranquilizar al paciente y asegurarse de que la técnica sea tolerable y segura (107, 108, 109, 110).

Tras completar el tratamiento, se procede con la fase postratamiento. Inmediatamente después de retirar la aguja, se debe comprimir el músculo tratado para controlar cualquier sangrado, utilizando un trozo de algodón o gasa. Si queda sangre en la piel, debe limpiarse adecuadamente con alcohol, y los materiales usados deben eliminarse de manera segura. El fisioterapeuta debe educar al paciente sobre los cuidados postratamiento, que pueden incluir ejercicios suaves de estiramiento, el uso de compresas calientes o frías, y posibles modificaciones en sus actividades diarias. Por último, las agujas utilizadas deben ser desechadas de inmediato en un contenedor seguro para objetos punzantes, y seguir las normativas locales para la eliminación de desechos médicos. La seguridad y la comunicación continua son pilares fundamentales para el éxito de la punción seca y la satisfacción del paciente (107, 108, 109, 110).

4.4. Lesiones producidas por la PS.

La punción seca (PS) es una técnica utilizada para tratar el síndrome de dolor miofascial, y se basa en la liberación anormalmente alta de acetilcolina, que genera contracturas musculares localizadas. Estas contracturas, ubicadas justo debajo o a pocas micras del área sináptica, se conocen como "sitios activos" en estudios funcionales y "nodos de contracción" en análisis histológicos. La acumulación de estos sitios activos forma un punto gatillo miofascial (PGM), que puede ser detectado a través de palpación. La PS busca eliminar estos PGM para aliviar los síntomas de dolor, pero su aplicación puede también causar daños en las fibras musculares y nerviosas. Las agujas utilizadas en la PS tienen un diámetro que oscila entre 0.16 mm y 0.45 mm, considerablemente más grande que el de los miocitos, que en promedio es de 40 µm. La inserción de la aguja provoca una lesión focal en los miocitos, clasificada como laceración. Hasta la fecha, no se han realizado estudios sobre la evolución celular de las lesiones causadas por la PS en músculos con PGM, por lo que los datos disponibles provienen de experimentos en músculos de roedores sanos, específicamente el músculo elevador del aurículo largo, sometido a múltiples punciones (111, 112, 113).

La lesión muscular ocasionada por la PS se caracteriza por un daño mecánico localizado, que inicia con una fase de degeneración provocada por la respuesta inflamatoria. Esta fase de limpieza se encarga de eliminar los desechos celulares, que posteriormente son reemplazados por regeneración muscular. Estos procesos degeneración, regeneración y reparación, ocurren simultáneamente, aunque se describen de manera separada en el texto. La ruptura de la membrana de la fibra muscular permite la entrada de agua en la célula, lo que provoca la salida de productos celulares al medio extracelular. La PS también afecta los vasos sanguíneos, resultando en extravasación de sangre en el área lesionada. Sustancias intracelulares activan los mastocitos en el tejido muscular, que liberan quimiocinas al torrente sanguíneo, atrayendo células inflamatorias. Inicialmente, los neutrófilos son las células predominantes, seguidos por monocitos que se convierten en macrófagos, encargados de la fagocitosis de los desechos celulares. Este proceso es específico, ya que afecta solo los restos necróticos y preserva la lámina basal, que sirve como soporte para las células satélite viables en la formación de nuevas miofibras (111, 112, 113).

La acumulación de agua en el área lesionada provoca la inflamación de las cisternas del sistema sarcoplasmático, que almacenan calcio para la contracción muscular. La sobrehidratación de estas cisternas provoca su ruptura, liberando calcio que activa contracciones localizadas en la zona de la lesión y también actúa sobre proteasas dependientes de calcio (CANP), que degradan el aparato contráctil. Con el tiempo, la regeneración muscular se hace más evidente, limitada a la zona lesionada por la formación de una banda de contracción que actúa como un "cortafuegos". Esta banda previene la extensión del daño a lo largo del miocito, asegurando que la mayoría de la fibra muscular permanezca intacta (111, 112, 113).

El proceso de regeneración muscular se basa en la activación de células satélite, que son células madre musculares localizadas bajo la lámina basal de los miocitos. Estas células se activan tras la lesión, convirtiéndose en mioblastos, que se multiplican y enriquecen su membrana con canales de calcio. Posteriormente, los mioblastos se fusionan para formar miotubos, ensamblando el nuevo aparato contráctil con los extremos sobrevivientes del miocito lesionado. Este proceso puede tardar alrededor de 7 días en lesiones menores como las provocadas por la PS, durante los cuales las fibras musculares regeneradas tienden a ser atróficas, siendo denominadas como fibras musculares jóvenes o inmaduras. A medida que la actividad contráctil normal se reanuda, estas fibras adquieren un adecuado trofismo. Mientras la regeneración muscular avanza, los fibroblastos sintetizan proteínas y proteoglicanos para restaurar la matriz extracelular, esencial para la integridad del tejido conectivo. Los fibroblastos, que son células residentes en el endomisio, se activan tanto por la agresión mecánica como por las sustancias intracelulares liberadas. Inicialmente, producen colágeno de tipo III, seguido de colágeno de tipo I, que es difícil de eliminar y se descompone solo en fragmentos pequeños. La contracción muscular facilita esta eliminación, y a partir del séptimo día post-punción, el colágeno se segmenta, siendo fagocitado por las células inflamatorias. Con el tiempo, el exceso de colágeno se elimina, restaurando las condiciones previas a la lesión (111, 112, 113).

La PS puede causar lesiones en los axones, resultando en degeneración del segmento distal y pérdida de función debido a la activación de calpaínas axonales, que degradan los neurofilamentos. La reacción inflamatoria, mediada por macrófagos, facilita la fagocitosis de los desechos axonales. Tras la fagocitosis del segmento distal, comienza el proceso de reinervación, donde factores intracelulares y mitógenos favorecen el crecimiento axonal para reconectar con el componente postsináptico. La velocidad de reinervación es de 1-3 mm/día, crucial para restablecer la función neuromuscular. Sin embargo, pueden presentarse complicaciones como conexiones aberrantes, y el éxito depende de la salud del microambiente y del manejo de la inflamación (111, 112, 113).

La punción seca causa una lesión limpia en el axón, lo que favorece la reinervación rápida gracias a la proximidad entre el sitio de lesión y el miocito. La velocidad de reinervación está vinculada al transporte axoplásmico y la preservación del recorrido glial, lo que facilita el avance del cono de crecimiento axonal. La edad del paciente también es un factor importante, ya que la regeneración tiende a verse afectada en personas mayores. A pesar de que la PS suele evitar daños en el sitio activo del nervio, puede afectar a fibras musculares fuera del área sináptica. Los estudios en el músculo levator auris longus de ratones han demostrado que, tras múltiples punciones, la respuesta inflamatoria se intensifica en las primeras 24 horas, con regeneración muscular casi completa en 7 días. Las lesiones en nervios intramusculares conducen a una rápida denervación del componente postsináptico, seguida de una reinervación en tres días. En general, las punciones repetitivas no afectan negativamente los procesos de regeneración muscular y reinervación (111, 112, 113).

5. ELECTROESTIMULACIÓN EN PUNTOS GATILLO MIOFASCIALES.

La electroestimulación percutánea de los puntos gatillo miofasciales (EEPP) o electropunción seca (EPS) como una alternativa más sencilla y práctica para su uso en clínica. la EPS consiste en la aplicación de corrientes eléctricas a través de agujas insertadas en puntos gatillo miofasciales (PGM) para tratar el síndrome de dolor miofascial (SDM). Aquí se destacan varios puntos importantes (114, 115, 116, 117):

- Diferencias terminológicas: Aunque términos como PENS (neuroestimulación eléctrica percutánea), PNT (terapia de neuromodulación percutánea) y electroacupuntura son usados en técnicas de estimulación eléctrica, el término EPS se distingue porque las agujas se colocan directamente sobre los puntos gatillo o en la banda tensa del músculo, mientras que en otras técnicas se estimulan áreas relacionadas como dermatomas o puntos de acupuntura tradicionales.
- Parámetros de tratamiento: No existe un consenso claro sobre los parámetros específicos para aplicar la EPS, lo que incluye la localización de las agujas, el tipo de corriente, la frecuencia, duración del impulso, intensidad y duración del tratamiento. estos factores varían dependiendo del paciente y la experiencia clínica del terapeuta.
- Evidencia científica limitada: a pesar de algunos estudios sobre EPS, existe poca investigación y ensayos clínicos que establezcan de manera concluyente su efectividad o parámetros óptimos. muchos estudios no cuentan con suficiente rigor metodológico (como grupos de control o placebo), lo que dificulta la extrapolación de resultados obtenidos en animales a humanos.
- Aplicación y adaptabilidad: la EPS se puede personalizar según las necesidades del paciente, pero debe hacerse con cautela, respetando las contraindicaciones, que serán detalladas en otras secciones del texto.

Este enfoque de electropunción seca se presenta como una técnica moderna y precisa dentro del tratamiento invasivo de fisioterapia para el dolor miofascial, diferenciándose de otras técnicas de estimulación eléctrica más amplias.

5.1. Parámetros para la aplicación de estimulación eléctrica percutánea (EEPP) o electropunción seca (EPS).

Los parámetros recomendados para la aplicación de la electropunción seca (EPS) en el tratamiento de los puntos gatillo miofasciales (PGM) incluyen varios aspectos que deben ajustarse de acuerdo con las necesidades del paciente y la respuesta terapéutica observada. Aquí se detallan (114, 115, 116, 117):

5.1.1. Colocación de las agujas:

- Técnica bipolar:
    - Dos agujas convergentes en el PGM
    - Una aguja en el PGM y otra en la banda tensa, fuera del PGM
    - Una aguja a cada lado del PGM atravesando la banda tensa, sin atravesar el PGM
- Técnica monopolar: Colocación de una aguja en el PGM conectada al electrodo negativo y un electrodo positivo adhesivo en las cercanías.

5.1.2. Forma de onda.

- Bifásica simétrica: recomendada por ser mejor tolerada por los pacientes y evitar efectos polares adversos en los tejidos.
- Bifásica asimétrica o monofásica: tienden a generar molestias debido a la acumulación de iones bajo las agujas, pero no se ha demostrado que afecten el alivio del dolor.

5.1.3. Frecuencia.

- Frecuencias combinadas (e.g., 2 Hz con 15 Hz o 2 Hz con 100 Hz), alternando cada 2,5 a 3 segundos.
- Bajas frecuencias (2 Hz): estimulan receptores opioides μ y δ, aumentando la síntesis de encefalinas y endorfinas.
- Altas frecuencias (100 Hz): activan receptores opioides κ y estimulan la liberación de dinorfinas.

5.1.4. Anchura de pulso.

- Frecuencias altas: usar anchura de pulso entre 80-100 µs.
- Frecuencias bajas: usar anchura de pulso entre 200-250 µs.
- Debe ajustarse para garantizar una respuesta motora sin provocar dolor.

5.1.5. Intensidad.

Se recomienda intensidad alta, que provoque una sensación de golpeteo o punzada junto con una contracción muscular tolerable, pero sin dolor.

5.1.6. Tiempo de tratamiento

- Duración máxima de 30 minutos por sesión para optimizar el efecto analgésico y evitar el desarrollo de tolerancia.
- Aplicaciones más largas (más de 30 minutos) pueden reducir la duración de la analgesia.

5.1.7. Frecuencia de tratamiento:

2-3 sesiones por semana se consideran óptimas, ajustando en función de la respuesta del paciente.

La electropunción seca debe aplicarse de forma personalizada, basándose en estos parámetros y ajustando según la comodidad y el progreso del paciente.

5.2. Contraindicaciones de la EEPP o EPS.

Además de las contraindicaciones generales de la punción seca, se debe tener en cuenta las siguientes para la EPS (114, 115, 116, 117):

- Marcapasos cardíaco o arritmias: Está contraindicado, ya que la estimulación eléctrica puede interferir con el funcionamiento del marcapasos o agravar arritmias inestables. Sin embargo, algunos estudios han demostrado que la EPS en zonas alejadas (como rodillas o codos) no genera campos eléctricos detectables en el tórax.
- Embarazo: Está absolutamente prohibida durante los primeros tres meses debido al riesgo de afectar al sistema nervioso y muscular del feto. A partir del cuarto mes, algunos autores consideran su uso bajo supervisión, evitando la pelvis, el abdomen y la región lumbar.
- Procesos tumorales activos: La EPS está contraindicada en estas condiciones, ya que podría acelerar la metástasis.
- Infecciones agudas: No debe aplicarse en casos de infecciones locales activas, tuberculosis o septicemia.
- Pacientes inconscientes: Es una contraindicación absoluta, ya que estos pacientes no pueden comunicar molestias o incomodidades.

- Epilepsia: La estimulación fuerte o de alta frecuencia no debe aplicarse, especialmente en la cabeza. Se podría considerar la estimulación en zonas alejadas, pero con extrema precaución.
- Hipertensión arterial: Se debe evitar la estimulación intensa, especialmente con frecuencias altas, ya que puede agravar la condición.
- Seno carotídeo: No se debe aplicar EPS en las áreas cercanas al seno carotídeo debido al riesgo de una caída brusca de la presión arterial.
- Alteraciones de la sensibilidad: No se debe aplicar en zonas con hiposensibilidad o anestesia, ya que el paciente no podrá percibir las corrientes eléctricas.
- Trombosis o tromboflebitis: Evitar la EPS en áreas con trombosis o tromboflebitis para prevenir el riesgo de embolismo.
- Radioterapia reciente: Evitar aplicar EPS en zonas tratadas con radioterapia durante al menos 6 meses después de la terapia debido a la debilidad de los tejidos.
- Heridas infectadas o lesiones cutáneas: No debe aplicarse sobre estas áreas para evitar la propagación de infecciones.
- Hemorragias: La estimulación puede agravar el sangrado debido a las contracciones musculares.
- Osteosíntesis: Evitar la estimulación en áreas donde hay implantes metálicos, ya que puede generar sensaciones extrañas o incómodas.
- Cabeza en niños menores de 12 años: Está contraindicado debido al riesgo de convulsiones.

La EPS es una técnica que utiliza corrientes eléctricas a través de agujas para tratar puntos gatillo miofasciales. Se recomienda usar ondas bifásicas simétricas, frecuencia alternada, anchura de pulso entre 100-250 µs y alta intensidad, sin causar dolor. Las sesiones deben ser de 2-3 veces por semana, con un máximo de 30 minutos. Antes de su aplicación se debe tener en cuenta las contraindicaciones de la PS, así como las contraindicaciones específicas que puede tener la EEPP o EPS.

6. TRATAMIENTO DE HIPERTONIAS, ESPASTICIDAD Y ALTERACIONES DE ORIGEN CENTRAL MEDIANTE PS.

La técnica de punción seca (PS) ha cobrado interés en la rehabilitación neurológica, aunque con escasos estudios. Desde 2004, fisioterapeutas españoles han reportado beneficios de la PSP en hipertonía y espasticidad, sugiriendo una relación entre puntos gatillo miofasciales (PGM) y estas condiciones.

La técnica Dry Needling for Hypertonia and Spasticity (DNHS) busca reducir la hipertonía y espasticidad en pacientes con lesiones del SNC. La hipertonía se define como un aumento del tono muscular, con componentes periféricos y centrales. Los PGM pueden exacerbar la hipertonía al influir en la biomecánica y en el procesamiento sensorial en el SNC. La DNHS ha mostrado mejoras en el control motor y la funcionalidad, y se plantea que desactivar PGM puede mejorar el procesamiento sensoriomotor. En conclusión, la punción seca se presenta como una herramienta efectiva para tratar hipertonía y espasticidad, complementando otros tratamientos como la toxina botulínica. La técnica de DNHS fue inicialmente diseñada para abordar la hipertonía y la espasticidad. Sin embargo, en la actualidad, su aplicación se ha ampliado para buscar cambios funcionales más significativos, apoyándose en el análisis del movimiento y pruebas diagnósticas como la electroencefalografía (118, 119, 120, 121, 122).

En cuanto a los criterios diagnósticos esenciales, estos han sido adaptados a partir de la identificación de Puntos Gatillo Miofasciales (PGM). En primer lugar, es crucial identificar las bandas tensas en los músculos accesibles, centrándose en localizar aquella que muestre el mayor grado de tensión. A continuación, se evalúa la existencia de zonas nodulares, prestando atención a cuál de ellas es más sensible. Además, se realiza una valoración del movimiento y la función del paciente, lo que permite tener una idea más clara de su estado. Por último, se considera la restricción en el rango de movimiento, evaluando tanto el aumento de la resistencia al movimiento pasivo como el desencadenamiento de reflejos miotáticos. Las observaciones confirmatorias complementan estos criterios. Se busca la identificación visual o táctil de una respuesta de espasmo global (REG) o liberación (REL) cuando se inserta la aguja en la zona nodular. La liberación neural se define como la disminución de la actividad contráctil anormal del músculo, lo que suele ocurrir tras la aparición de una REG o REL. Asimismo, se utiliza la electromiografía para detectar la actividad eléctrica espontánea en el nódulo sensible (118, 119, 120, 121, 122).

En cuanto al procedimiento de aplicación, la técnica se ejecuta siguiendo una serie de pasos adaptados. Primero, se coloca el músculo en una posición de estiramiento submáximo, lo que facilita la palpación y la liberación neural. Luego, se procede a sondear con la aguja en busca de la liberación neural, que generalmente se produce inmediatamente después de una REG o REL. Es importante mantener la aguja en su lugar durante un breve lapso hasta que se perciba la liberación neural. Finalmente, se retira la aguja hasta el plano subcutáneo y se repite la inserción si es necesario. La pauta de aplicación sugiere mantener un intervalo de 7 a 10 días entre las sesiones para permitir la reparación adecuada de las lesiones neuromusculares. Generalmente, las mejoras se evidencian durante las primeras 3 a 4 sesiones de tratamiento, con cambios más notables a partir de la quinta o sexta sesión. Por lo tanto, se recomienda realizar tandas de 3 a 4 sesiones, asegurando siempre un mínimo de 7 días entre cada una. Posteriormente, se debe llevar a cabo un trabajo de reeducación global para activar la musculatura tratada con la técnica DNHS, permitiendo así el inicio de un proceso de mejora continua (118, 119, 120, 121, 122).

6.1. Indicaciones y contraindicaciones de la DNHS.

La DNHS está indicada para los músculos con un aumento de la resistencia pasiva, evaluada analíticamente, o para aquellos que, tras una valoración funcional, dificultan ciertas funciones motoras del paciente. Este análisis considera los puntos gatillo miofasciales (PGM) como activadores o perpetuadores de otros PGM. Se presta especial atención a los músculos sinérgicos del músculo afectado, actuando como agonistas o antagonistas en un movimiento específico. La presencia de PGM en el músculo afectado puede provocar sobrecarga o excitación/inhibición de los músculos relacionados, similar a lo que se observa en el síndrome del dolor miofascial. Además, se examina la relación entre músculos que comparten la misma inervación o segmentos espinales. Según la hipótesis de la técnica DNHS, esto puede generar un efecto neuromodulador. La técnica se aplica a los músculos alterados funcionalmente, a sus agonistas y antagonistas, así como a aquellos que comparten inervación, buscando un efecto neuromodulador. Conceptualmente, la DNHS no distingue entre PGM activos y latentes, dado que el dolor no es el motivo principal de consulta ni el objetivo del tratamiento. Se establece un orden o jerarquía en la evaluación del paciente, abordando los músculos según su importancia dentro de las limitaciones de tiempo o del dolor causado por la punción. Sin embargo, dado que muchos pacientes suelen tener varios músculos afectados, se prioriza el tratamiento de aquellos con aumento de resistencia al movimiento pasivo, aunque hay estudios que indican la efectividad de tratar músculos sin esta característica, ya que pueden ser factores que activen o perpetúen otros. En cuanto a los músculos que responden mejor a la DNHS, son aquellos con actividad muscular anormal y reflejos miotáticos exacerbados. Por el contrario, aquellos cuya evaluación sugiere que la resistencia al estiramiento pasivo se debe a una consolidación del tejido blando tienen un pronóstico menos favorable, ya que esta situación no es indicativa para la DNHS (118, 119, 120, 121, 122).

Respecto a la resistencia al movimiento pasivo, los efectos suelen ser más significativos y duraderos en los miembros superiores que en los inferiores, posiblemente debido al factor de carga sobre las extremidades inferiores. Sin embargo, las mayores mejoras funcionales se logran en los miembros inferiores, especialmente en pacientes con mejor movilidad activa y funcionalidad. Se considera que es más sencillo lograr mejoras funcionales en las extremidades inferiores debido a su mayor representación cerebral, especialmente en la mano (118, 119, 120, 121, 122).

Las contraindicaciones y riesgos de la DNHS son similares a los de la punción de PGM. Para pacientes neurológicos, se deben considerar contraindicaciones relativas, como alteraciones de la sensibilidad, uso de anticoagulantes y epilepsia. En tales casos, se puede optar por un tratamiento inicial menos agresivo para observar la respuesta del paciente. En ciertas situaciones, se recomienda consultar al médico especialista del paciente para discutir la relevancia de la contraindicación (118, 119, 120, 121, 122).

6.2. Hipótesis y fundamentos de la técnica DNHS.

Encontramos 3 hipótesis fundamentadas en la técnica DNHS (118, 119, 120, 121, 122):

6.2.1. Hipótesis 1: Reprogramación y modificación de la información aferente.

Investigaciones recientes sugieren que, en casos de espasticidad, el procesamiento de la información aferente a nivel medular es inadecuado, lo que podría deberse a una disminución de la inhibición presináptica o a alteraciones en la inhibición de las motoneuronas. Se ha descartado la idea de que exista un problema en la información enviada por el huso neuromuscular y se ha comprobado que la inhibición recurrente es normal en estos pacientes. La técnica DNHS® podría facilitar la reprogramación de esta información desde el músculo esquelético, lo que mejoraría el procesamiento y la respuesta motriz.

6.2.2. Hipótesis 2: Neuromodulación del sistema nervioso central.

Se conoce que un sistema sensibilizado puede presentar alteraciones como un umbral de activación más bajo ante estímulos externos. La punción seca podría ejercer un efecto neuromodulador en sistemas sensibilizados, como en pacientes con lesiones del sistema nervioso central (SNC). Esto podría facilitar la apertura de vías compensadoras, mejorando la función. Además, la técnica podría influir en el reflejo miotático, que está directamente relacionado con la espasticidad y la hipertonía, afectando tanto al músculo donde se realiza la punción como a otros músculos conectados segmentariamente.

6.2.3. Hipótesis 3: Loci activos y adaptaciones musculares.

La presencia de loci activos en los PGM puede ser causada por un aumento de la acetilcolina (ACh), ya sea por un exceso de liberación o una disminución de la actividad de la acetilcolinesterasa. En pacientes con lesión de la motoneurona superior, este fenómeno puede relacionarse con la hipersensibilidad a la denervación, que contribuye a la espasticidad. Este proceso se caracteriza por un aumento de receptores de ACh en la fibra muscular, aumentando la sensibilidad a este neurotransmisor. La combinación de una mayor concentración de ACh y una mayor sensibilidad en las fibras podría explicar la resistencia al movimiento pasivo observada en estos pacientes. La técnica podría mejorar estos factores mediante la destrucción mecánica de los miocitos y las placas motoras disfuncionales, lo que disminuiría los niveles de ACh.

La técnica de punción seca para la hipertonía y espasticidad se desarrolló a partir de la aplicación de la punción seca en PGM de pacientes con lesiones del SNC, con el objetivo de reducir la hipertonía y la espasticidad. Aunque inicialmente se centró en la relación entre los PGM y estos fenómenos, actualmente su enfoque principal es mejorar la funcionalidad del paciente. Se han establecido conocimientos específicos sobre indicaciones, contraindicaciones, criterios diagnósticos y mecanismos de acción.

7. SENSIBILIZACIÓN SEGMENTARIA DE LA MÉDULA ESPINAL EN EL DOLOR NEUROMUSCULOESQUELÉTICO.

Los síndromes de dolor crónico, como el síndrome de dolor miofascial y la fibromialgia, involucran cambios neuroplásicos que afectan la excitabilidad neuronal y la estructura de la matriz del dolor, alterando el umbral y la intensidad del dolor. La activación de nociceptores polimodales puede resultar en la liberación de neurotransmisores que facilitan la sensibilización central, afectando el equilibrio entre mecanismos facilitadores e inhibitorios del dolor. Los puntos gatillo miofasciales son causas comunes de dolor neuromusculoesquelético crónico (123, 124)

La sensibilización espinal segmentaria (SES) se produce por la hiperactividad del asta dorsal tras impulsos nociceptivos de tejidos dañados. Esto se manifiesta como alodinia e hiperalgesia en áreas específicas del cuerpo. La SES puede persistir independientemente de la causa inicial del dolor, destacando la importancia de comprender la inervación segmentaria para el diagnóstico y tratamiento. El dolor miofascial proviene de puntos gatillo en músculos tensos y está asociado con sensibilización periférica y central. Aunque se conocen varias sustancias que contribuyen al dolor, la patogenia del dolor miofascial es compleja. A diferencia del dolor agudo, el dolor muscular es continuo, difícil de localizar y tiende a causar cambios neuroplásmicos que pueden llevar a la cronicidad (123, 124).

La sensibilización, tanto periférica como central, es responsable de la transición de una percepción normal a una anormal del dolor, que puede persistir sin un estímulo nocivo. Estudios en animales muestran que las aferencias nociceptivas del músculo esquelético inducen cambios neuroplásticos más significativos en la médula espinal que las de nociceptores cutáneos. La estimulación continua de nociceptores musculares puede sensibilizar las neuronas del asta dorsal, resultando en alodinia, hiperalgesia y dolor referido. La activación sostenida de nociceptores libera neurotransmisores como el L-glutamato y sustancia P, facilitando la activación de receptores previamente inactivos. Esto provoca la hiperexcitabilidad central, alterando la conectividad neuronal y expandiendo los campos receptivos del dolor en la médula espinal, con cambios que pueden ocurrir rápidamente (123, 124).

Los PGM activos presentan un medio bioquímico específico diferente de los PGM latentes y del músculo sano. Un estudio demostró que los pacientes con PGM activos en el trapecio superior tenían niveles elevados de varias sustancias endógenas asociadas al dolor, como sustancia P y CGRP, incluso en músculos distantes. Además, la provocación de una respuesta de espasmo local normaliza la concentración de estas sustancias, lo que sugiere que la actividad bioquímica en los PGM puede influir en la sensibilización y el dolor persistente (123, 124).

La facilitación espinal se refiere al aumento de la actividad de las neuronas en la médula espinal debido a la persistencia de estímulos nociceptivos en el asta dorsal. Normalmente, la activación de los nociceptores primarios está regulada por mecanismos inhibitorios, pero la activación continua puede llevar a la muerte de neuronas inhibitorias y a la sensibilización de neuronas de segundo orden. Este fenómeno se caracteriza por (125, 126):

- Incremento del flujo en el asta ventral: Aumenta la actividad de las células motoras, elevando el tono muscular.
- Incremento del flujo en el asta lateral: Genera reflejos autonómicos que aumentan la actividad nociceptiva.
- Incremento del flujo en el asta dorsal: Produce actividad eléctrica en el nervio sensitivo, conocida como "reflejos de la raíz dorsal".

Estos reflejos incrementan la producción y liberación de neuropéptidos como sustancia P y CGRP, que pueden agravar la inflamación local, causando dolor y hiperalgesia. Además, los segmentos espinales adyacentes pueden sensibilizarse debido al bombardeo constante del sistema nervioso central. La estimulación nociva puede destruir neuronas inhibitorias en un segmento, lo que hace que, en futuras lesiones, la señal nociceptiva active neuronas en este segmento, produciendo un patrón de dolor recurrente. Esto puede llevar a la sensación de "dolor fantasma" en órganos extirpados, indicando que el dolor puede persistir debido a cambios en la conectividad neuronal (125, 126).

La Sensibilización Espinal Segmentaria (SES) se asocia comúnmente con dolor musculoesquelético, desempeñando un papel crucial en la perpetuación del dolor. Por ejemplo, la afectación de los niveles torácicos (T1-T12) puede facilitar y mantener el dolor abdominal y los síntomas somatoviscerales, que a menudo simulan enfermedades gastrointestinales como úlceras pépticas. El desarrollo o la activación de Puntos Gatillo Miofasciales (PGM) es una manifestación de la SES. La activación de estos PGM puede ser temporal, lo que a menudo lleva a que el dolor regrese si no se aborda la disfunción segmentaria. La SES se caracteriza por la presencia de alodinia, hiperalgesia y sensibilidad a la presión en áreas específicas inervadas por un segmento espinal particular (dermatoma, miotoma y esclerotoma). El diagnóstico de SES implica (125, 126):

- Identificación del dolor: Se pide al paciente que localice su dolor y que evalúe su intensidad en una escala de 1 a 10.
- Evaluación de dermatomas: Se utilizan técnicas como el raspado de la piel para identificar hiperalgesia o alodinia. La aplicación de un algómetro de presión ayuda a medir el Umbral de Dolor a la Presión (UDP) en diferentes músculos y áreas.
- Exploración de miotomas y esclerotomas: Se examinan los músculos y estructuras relacionadas en busca de PGM y sensibilidad al dolor.

Los hallazgos objetivos y cuantificables pueden guiar al clínico en la identificación de los tejidos involucrados en el dolor crónico y en la comprensión de la gravedad de la sensibilización.

El tratamiento de la SES implica identificar y desensibilizar el segmento espinal afectado. Esto puede incluir (125, 126):

- Técnicas de PS: Para tratar la sensibilización primaria o secundaria.
- Identificación de focos periféricos de nocicepción: El clínico debe abordar y eliminar los PGM activos y otros generadores de nocicepción periférica que contribuyen a la sensibilización central.
- Evaluación continua: Es importante evaluar la efectividad del tratamiento mediante la reducción subjetiva del dolor y mejoras objetivas en los hallazgos segmentarios.

El manejo eficaz de la SES en la clínica requiere un enfoque integral que combine la identificación de los segmentos espinales sensibilizados y el tratamiento de los generadores periféricos de dolor. Esto no solo ayuda a aliviar el dolor, sino que también mejora la función y la calidad de vida del paciente (127, 128).

La técnica de punción seca paravertebral, desarrollada por Fischer et al., se centra en la infiltración de lidocaína al 1% en los músculos paravertebrales, específicamente entre las apófisis espinosas. Esta técnica implica el uso de una aguja de diámetro de 0,45 mm, diseñada para alcanzar las capas profundas del músculo sin tocar la lámina vertebral. Proceso de Infiltración (127, 128):

- Inserción de la aguja: Se introduce la aguja en dirección sagital a través de los músculos paravertebrales, alcanzando una profundidad máxima sin tocar la lámina.
- Aspiración: Antes de inyectar, se realiza una aspiración para evitar vasos sanguíneos.
- Inyección de anestésico: Se inyecta aproximadamente 0,1 ml de lidocaína y se retira la aguja, redirigiéndola caudalmente hasta alcanzar los 5 mm del depósito.
- Repetición: Este proceso se repite en dirección craneal.

Los beneficios de la PS:

- Menor invasividad: Las agujas de acupuntura son menos invasivas que las hipodérmicas, causando menos inflamación y dolor.
- Tratamiento de múltiples segmentos: Se pueden tratar más segmentos a la vez, ya que no están limitados por la dosis de anestésico local.
- Mayor Precisión: Las agujas de acupuntura proporcionan mejor retroalimentación cinestésica, lo que facilita su manipulación y colocación.

Aunque la técnica muestra resultados positivos en la reducción del dolor, la evidencia científica sigue siendo limitada. No hay ensayos clínicos a doble ciego controlados con placebo que validen la efectividad de la punción seca paravertebral. Sin embargo, se han propuesto estudios que sugieren que la punción seca puede resultar en menos dolor postoperatorio y menor necesidad de analgésicos en pacientes sometidos a artroplastia (127, 128).

La punción seca paravertebral es una técnica prometedora que podría aliviar el dolor neuromusculoesquelético, especialmente en condiciones de sensibilización central. La comprensión de la SES (sensibilización espinal segmentaria) es crucial, ya que ayuda a identificar tratamientos innovadores y a abordar los factores perpetuadores del dolor. La combinación de tratamientos, incluyendo la punción seca, puede mejorar significativamente la calidad de vida de los pacientes (127, 128).

8. PS DE PUNTOS GATILLO NO MIOFASCIALES (PGNM).

La punción seca (PS) se refiere a la inserción de una aguja a través de la piel sin la introducción de fármacos, en contraste con la infiltración que sí implica el uso de medicamentos. Este capítulo se centra en la PS de los puntos gatillo no miofasciales (PGNM), mientras que los puntos gatillo miofasciales (PGM) son tratados en otros capítulos del libro. Se presenta una clasificación de las diferentes técnicas de PS, seguida de una definición de los PGNM y las técnicas de tratamiento más comunes (129, 130).

Teóricamente, cualquier punto que sea doloroso al tacto y no sea un PGM se clasifica como PGNM. Esto incluye (129, 130):

- Puntos gatillo inserccionales en zonas de unión del tendón.
- Puntos dolorosos en vainas, bolsas, fascias, y ligamentos.
- Zonas de lesión debido a traumas.
- Puntos en tejidos subcutáneos.

Los PGNM pueden ser provocados por respuestas de espasmo local debido a la estimulación de un PGM activo. Hong define los PGNM como un conjunto de focos de sensibilización, con nociceptores sensibilizados debido a la sensibilización central o periférica. La PS en estos focos puede producir analgesia por hiperestimulación y aliviar el dolor, a veces utilizando puntos de acupuntura que no son dolorosos (131, 132).

Con respecto al tratamiento la acupuntura tradicional china es una de las primeras técnicas aplicadas para tratar PGNM, dado que muchos puntos de acupuntura son puntos Ah-Shi, que se encuentran en tejidos no musculares. Al aplicar acupuntura, se puede rotar la aguja o aplicar estimulación eléctrica para aumentar la eficacia. Otras técnicas en el tratamiento de PGNM incluyen (131, 132):

- PS con inserciones rápidas múltiples: Originalmente utilizada por Travell para infiltrar PGM, esta técnica implica múltiples inserciones rápidas de la aguja para localizar y desensibilizar nociceptores. Se busca estimular un mayor número de nociceptores sensibilizados mediante un movimiento rápido, evitando daños en los tejidos y provocando un alivio inmediato del dolor.
- PS para liberación de tejidos blandos: Esta técnica se centra en la manipulación de tejidos blandos para liberar tensión y dolor.

- PS con electroestimulación: Combina la PS con estimulación eléctrica para potenciar el efecto analgésico.
- PS superficial: Aplica la PS en la superficie de la piel, similar a la acupuntura, aunque generalmente no proporciona un alivio inmediato completo del dolor.
- La PS de los PGNM, especialmente a través de la técnica de inserciones rápidas múltiples, se enfoca en aliviar el dolor al tratar la fuente subyacente del dolor, en vez de centrarse únicamente en el PGM.

8.1. Mecanismos de la PS en PGNM.

La punción seca (PS) es una técnica terapéutica que utiliza agujas para tratar puntos gatillo, con el objetivo de aliviar el dolor. Varios mecanismos se han propuesto para explicar cómo la PS puede lograr este alivio (131, 132):

- Sistema inhibidor descendente del dolor: Este sistema es un mecanismo intrínseco del cuerpo que controla el dolor. Se sugiere que tanto la analgesia por hiperestimulación como la interrupción del "circuito del PGM" actúan a través de este sistema. Según Melzack, la analgesia por hiperestimulación es el principal mecanismo terapéutico de la acupuntura para el alivio del dolor. Durante la PS, se generan respuestas de espasmo local (REL), que son fundamentales para el alivio inmediato y completo del dolor (93).
- Interrupción del círculo vicioso: Hong propone que el principal mecanismo de la PS es interrumpir el círculo vicioso del circuito del PGM, lo que también podría incluir la conexión de los PGNM a los circuitos de los puntos gatillo en la médula espinal.
- Estimulación de nociceptores: Al realizar la PS, se envían impulsos nerviosos a las células del asta dorsal de la médula espinal, que pueden romper el círculo vicioso del circuito del PGM. La estimulación enérgica de los loci sensibles (nociceptores sensibilizados) es clave para lograr un alivio del dolor óptimo.

8.2. Aplicación de la técnica de la PS para PGNM.

Se deben tener las siguientes consideraciones prácticas (133, 134):

- Tipo de Agujas: Se recomienda el uso de agujas hipodérmicas con las siguientes medidas:
  - 0.50 mm x 40 mm para uso normal.

- 0.60 mm x 70 mm para tejidos gruesos o profundos.
- 0.40 mm x 30 mm para tejidos delgados y superficiales.
- También se pueden utilizar agujas de acupuntura, aunque son más difíciles de manejar y requieren práctica. Las agujas deben tener un grosor superior a 0.30 mm.

- Técnica de Inserción: Antes de realizar la punción, es esencial asegurarse de que se han explorado otras terapias no invasivas y que se ha eliminado cualquier lesión patológica responsable del dolor. Durante la punción la aguja se dirige hacia la región más sensible, moviéndose rápidamente hacia dentro y hacia fuera. Se debe evitar cualquier movimiento lateral, asegurando que la punta de la aguja contacte tantos nociceptores sensibilizados como sea posible. La velocidad de inserción de la aguja debe ser de aproximadamente 20-30 mm/s.
- Post-procedimiento: Tras la punción, se debe aplicar compresión en el sitio de penetración para evitar sangrado excesivo y reducir el dolor pospunción.

8.3. Tipos de técnicas de la PS en PGNM.

En cuanto a los tipos de técnicas podemos encontrar (133, 134):

- Técnica de entrada y salida rápidas con rotación: Chou et al. han desarrollado una técnica reciente conocida como "entrada y salida rápidas con rotación" utilizando agujas de acupuntura. Debido a que las agujas de acupuntura son flexibles y su pequeño calibre dificulta el movimiento rápido, Chou incorporó la rotación de la aguja (enroscado) para facilitar el movimiento de entrada y salida, evitando que se doble durante el procedimiento. Esta técnica es especialmente útil en personas con fibromialgia, ya que el pequeño diámetro de la aguja minimiza la irritación de los tejidos, reduciendo el dolor y las molestias pospunción, que suelen durar varios días en estos pacientes. Para su procedimiento la técnica se lleva a cabo con agujas de acupuntura. Se realizan entradas y salidas rápidas con una rotación simultánea de la aguja para evitar el doblado.
- PS para la liberación de tejidos blandos: Para tratar problemas musculoesqueléticos crónicos que no responden a fisioterapia o infiltraciones, a menudo se requiere intervención quirúrgica o técnicas mínimamente invasivas. Entre estas técnicas se encuentra la punción seca para la liberación de tejidos blandos. La técnica de Lin ha desarrollado una técnica menos invasiva para liberar tejidos blandos

adheridos utilizando una cánula roma para inyectar simultáneamente ácido hialurónico y anestésico local. Alternativamente, se puede usar una aguja de punción seca normal si se aplica lentamente. Con respecto al procedimiento la aguja penetra en la piel y avanza lentamente hacia la región dolorosa. Además, se realiza un movimiento lateral para liberar las adherencias de los tejidos blandos. La presencia de dolor o resistencia al movimiento de la aguja indica la localización de las adherencias. Una vez que la resistencia disminuye, la aguja se retira a la capa subcutánea y se redirige para penetrar en diferentes trayectorias y así liberar ampliamente los tejidos adheridos. Esta técnica es efectiva para liberar adherencias en tendones, a menudo relacionadas con puntos gatillo miofasciales (PGM) insercionales. Las adherencias más frecuentes que pueden ser tratadas incluyen los tendones del manguito rotador, los tendones del bíceps braquial, los músculos extensores y flexores del antebrazo en el codo, y el tendón del cuádriceps y el ligamento rotuliano.

Las técnicas de punción seca con entrada y salida rápidas con rotación, y la punción seca para la liberación de tejidos blandos, son enfoques eficaces para tratar puntos gatillo no miofasciales (PGNM). Estas técnicas pueden desencadenar analgesia por hiperestimulación y, cuando se realizan adecuadamente, pueden aliviar el dolor y liberar adherencias en tejidos como tendones, ligamentos y fascias.

REFERENCIAS BIBLIOGRÁFICAS.

1. Simons, D.G., Travell, J.G., Simons, L.S. (2002). Dolor y disfunción miofascial: El manual de los puntos gatillo. Mitad superior del cuerpo, 2ed. Madrid: Editorial Médica Panamericana. ISBN: 9788479035754.
2. Simons D.G. (2004). New aspects of myofascial trigger points: etiological and clinical. J Musculoskelet Pain. 12(3-4): 15-21.
3. Iturriga, V., Bornhardt, T., Hermosilla, L. y Avila, M. (2014). Prevalencia de Dolor Miofascial en Músculos de la Masticación y Cervicales en un Centro Especializado en Trastornos Temporomandibulares y Dolor Orofacial. Int. J. Odontostomat, 8(3), 413-417.
4. Muñoz, J.P., Alpizar, E. (2016). Síndrome miofascial. Medicina legal de Costa Rica. 33(1).
5. Fleckenstein, J., Zaps, D., Ruger, L.J., Lehmeyer, L., Freiberg, F., Lang, P.M., etal. (2010). Discrepancy between prevalence and perceived effectiveness of treatment methods in myofascial pain syndrome: results of a cross-sectional, nationwide survey. BMC Musculoskelet Disord. 11: 11-32.
6. Chien, J.J., Bajwa, Z.H. (2008). What is mechanical back pain and how best to treat it? Current Pain and Headache Reports, 12(5): 406-411.
7. Fernández, C., Alonso, C., Miangolarra, J.C. (2007). Myofascial trigger points in subjects presenting with mechanical neck pain: A blinded, controlled study. Manual Therapy. 12(1): 29-33.
8. Sanita, P., De Alentar, F. (2009). Myofascial pain syndrome as a contributing factor in patients with chronic headaches. Journal of Musculoskeletal Pain. 17(1): 15-25.
9. Borg-Stein, J. (2002). Cervical myofascial pain and headache. Current Pain and Headache Reports. 6(4): 324–330.
10. Lucas, K., Rich, P., Polus, B. (2008). How common are latent myofascial trigger points in the scapular positioning muscles? Journal of Musculoskeletal Pain. 16(4): 279-286.
11. Affaitati, G., Costantini, R., Fabrizio, A., et al. (2011). Effects of treatment of peripheral pain generators in fibromyalgia patients. European Journal of Pain, 15(1): 61-69.
12. Mayoral, O., Salvat, I. (2021). Fisioterapia invasiva del síndrome de dolor miofascial. Editorial médica panamericana. ISBN: 978-8491103950.
13. Martínez, J.M., Pecos, D. (2005). Criterios diagnósticos y características clínicas de los puntos gatillo miofasciales. Fisioterapia. 27(2): 65-68.

14. Ruiz, M., Nadador, V., Fernández, J., Hernández, J., Riquelme, I., Benito, G. (2007). Dolor de origen muscular: dolor miofascial y fibromialgia. Revista sociedad española del dolor. 1: 36-44.
15. Estévez, E.A. (2001). Dolor miofascial. MedUnab. 4(12).
16. Hernández, F.M. (2009). Síndromes miofasciales. Reumatología clínica. 5(S2): 36-39.
17. Díaz, L. (2014). Cervicalgia miofascial. Revista médica clínica condes. 25(2): 200-208.
18. Niel, S. El libro conciso de los puntos gatillo: Manual profesional y de autoayuda (2017). Editorial Paidotribo. ISBN: 9788499106038
19. Hernández, F.M. (2009). Síndromes miofasciales. Reumatología clínica. 5(S2): 36-39.
20. Simons, D.G. (1999). Diagnostic criteria of myofascial pain caused by trigger points. Journal of Musculoskeletal Pain. 7(1-2):111-20.
21. Hong, C.Z., Kuan, T.S., Chen, J.T., Chen, S.M. (1997). Referred pain elicited by palpation and by needling of myofascial trigger points: acomparison. Arch Phys Med Rehabil. 78(9):957-60.17.
22. Hong, C., Chen, Y.N., Twehous, D.A., Hong, D.H. (1996). Pressure threshold for referred pain by compression on the trigger point andadjacent areas. J Musculoske Pain. 4(3):61-79.
23. Moldofsky, H. (2001). Sleep and pain. Sleep Medicine Reviews. 5: 387-398.
24. Gil, E., Martínez, G.L., Aldaya, C., Rodriguez, M.J. (2007). Síndrome de dolor miofascial de la cintura pélvica. Revista sociedad española dolor. 5: 358-368.
25. González, I., Varas, A.B., García, S. (2003). Evaluación objetiva del tejido muscular tras el tratamiento de puntos gatillo miofasciales: Estudio de 20 casos. Revista iberoamericana fisioterapia kinesiología. 6(3): 109-123.
26. Araya, F., Rubio, D., Gutiérrez, H., Arias, L., Olguín, C. (2018). Punción seca y cambios en la actividad muscular en sujetos con puntos gatillo miofasciales: serie de casos. Revista de la sociedad española del dolor.
27. Delaune, V. (2013). Puntos gatillo: Tratamiento para aliviar el dolor. Paidotribo. ISBN: 9788499109015
28. Borg, J., Simons, D. (2002). Myofascial Pain. Focused Review. 83(1): S40-47.
29. Tough, E.A., White, A., Richards, S., Campbell, J. (2007). Variability of criteria used to diagnose myofascial trigger point pain Syndrome-

Evidence from a review of the literature. The Clinical Journal of Pain. 23(3): 278–286.

30. Wolfe, F., Clauw, D., Fitzcharles, M., Goldenberg, R., Katz, R., Mease. P., et al. (2010). The American College of Rheumatology preliminary diagnostic criteria for fibromyalgia and measurement of symptom severity. 62(5): 600–610.
31. Ruiz, M., Nadador, V., Fernández, J., Hernández, J., Riquelme, I., Benito, G. (2007). Dolor de origen muscular: dolor miofascial y fibromialgia. Revista Sociedad Española del Dolor. 1: 36-44
32. Dommerholt, J., Fernández, C. (2018). Trigger Point Dry Needling: An Evidenced and Clinical-Based Approach. 2ª edition. Elselvier. ISBN: 978-0702074165.
33. Dommerholt, J., Bron, C., Franssen, J. (2011). Myofascial trigger points: an evidence-informed review. The Journal of Manual and Manipulative Therapy. 14(4): 203-221.
34. Dommerholt, J., Mayoral, O., Gröbli, C. (2006). Trigger Point Dry Needling. The Journal of Manual and Manipulative Therapy. 14(4): 70-87.
35. Shah, J.P., Gilliams, E.A. (2008). Uncovering the biochemical milieu of myofascial trigger points using in vivo microdialysis: An application of muscle pain concepts to myofascial pain syndrome. The journal of bodywork and movement therapies. 12(4): 371-384.
36. Sikdar, S., Shah, J.P., Gebreab, T., Yen, R.H., et al. (2009). Novel applications of ultrasound technology to visualize and characterize myofascial trigger points and surrounding soft tissue. Archives of Physical Medicine and Rehabilitation. 90: 829-838.
37. Niraj, G., Collet, B.J., Bone, M. (2011). Ultrasound-guided trigger point injection: first description of changes visible on ultrasound scanning in the muscle containing the trigger point. British journal of anesthesia. 107: 474-475.
38. Rha, D.W., Shin, J.C., Kim, Y.K., Jung, J.H., et al. (2011). Detecting local twitch responses of myofascial trigger points in the lowerback muscles using ultrasonography. Archives of Physical Medicine and Rehabilitation. 90: 1576-1580.
39. Lewis, J., Tehan, P.A. (1999). Blinded pilot study investigating the use of diagnostic ultrasound for detecting active myofascial trigger points. Pain. 79: 39-44.

40. Chen, Q., Bensamoun, S. F., Basford, J. R., Thompson, J. M., An, K. N., Ehman, R. L. (2007). Identification and quantification of myofascial taut bands with magnetic resonance elastography. Archives of Physical Medicine and Rehabilitation. 88(12): 1658-1661.
41. Feng, S., Zhang, Z., Xu, S., Han, P., Yang, J. (2018). Ultrasonic elastography in the evaluation of myofascial trigger points. BioMed Research International. 1-8.
42. Turo, D., Otto, P., Shah, J. P., Heimur, J., Sikdar, S. (2015). Ultrasonic characterization of the upper trapezius muscle in patients with myofascial pain syndrome using acoustic radiation force impulse imaging and shear wave elastography. Journal of Ultrasound in Medicine. 34(12): 2149-2160.
43. Sikdar, S., Shah, J. P., Gilliams, E. A., Gebreab, T., Gerber, L. H. (2009). Assessment of myofascial trigger points using ultrasound imaging and vibration sonoelastography. Archives of Physical Medicine and Rehabilitation. 90(11): 1829-1838.
44. Turo, D., Cassar, T., Harshbarger, D., Gebreab, T., Otto, P., Shah, J. P., et al. (2013). Ultrasonic characterization of the upper trapezius muscle in patients with chronic neck pain. Ultrasound in Medicine and Biology. 39(12): 2520-2530.
45. Zhou, K., Hong, Y., Huang, Z., Tang, C., Wang, H., Zhou, Q. (2014). Characterization of myofascial trigger points in patients with upper trapezius pain using ultrasound imaging. Journal of Rehabilitation Research and Development. 51(6): 901-910.
46. Shah, J.P., Gilliams, E.A. (2008). Uncovering the biochemical milieu of myofascial trigger points using in vivo microdialysis: An application of muscle pain concepts to myofascial pain syndrome. The Journal of Bodywork and Movement Therapies. 12(4): 371-384.
47. Chen, Q., Basford, J.R., An, K.N. (2011). Ability of magnetic resonance elastography to assess taut bands. Clinical Biomechanics. 26(6): 610-615.
48. Jiang, W., Huang, Z., Yang, H., Wang, H., Zhou, K. (2015). MRI and ultrasound imaging of myofascial trigger points. American Journal of Physical Medicine and Rehabilitation. 94(1): 34-40.
49. Reeves, J.L., Jaeger, B., Graff. S.B. (1986). Reliability of the pressure algometer as a measure of myofascial trigger point sensitivity. Pain, Elsevier. 24(3): 313–321.
50. Fischer, A.A. (1987). Letter to the editor. Pain, Elsevier. 28(3): 411–414.

51. Huang, Q.M., Ma, Y.T., Li, W. (2010). Assessment of myofascial trigger points using infrared thermography: A systematic review. Complementary Therapies in Medicine. 18(3-4): 144-149.
52. Sikdar, S., Shah, J.P., Gebreab, T. (2011). Quantitative assessment of myofascial trigger points from thermographic images using advanced image processing techniques. Journal of Bodywork and Movement Therapies. 15(2): 158-164.
53. Hidalgo, J., Torres, M., Mayoral, O., Sanchez, Z., Prieto, S. (2013). Infrared thermography for the detection of myofascial trigger points in patients with neck pain. Medical Physics. 40(7).
54. Alkhatib, B., Sultan, M.A. (2011). Infrared thermography in the detection of active myofascial trigger points. Journal of Medical Engineering and Technology. 35(6-7): 311-318.
55. American Physical Therapy Association (APTA). (2012). Physical therapists and the performance of dry needling. 1-141.
56. Baldry, P. (2005). Acupuncture, trigger points and musculoskeletal pain. 3rd ed. Churchill Livingstone. ISBN: 978-0443066443.
57. Hong, C.Z. (1994). Lidocaine injection versus dry needling to myofascial trigger points: The importance of the local twitch response. American Journal of Physical Medicine and Rehabilitation. 73(4): 256-263.
58. Cummings, T.M., White, A.R. (2001). Needling therapies in the management of myofascial trigger point pain: A systematic review. Archives of Physical Medicine and Rehabilitation. 82(7): 986-992.
59. Tough, E.A., White, A.R., Cummings, T.M., Richards, S.H., Campbell, J.L. (2009). Acupuncture and dry needling in the management of myofascial trigger point pain: A systematic review and meta-analysis of randomized controlled trials. European Journal of Pain. 13(1): 3-10.
60. Kietrys, D.M., Palombaro, K.M., Azzaretto, E. (2013). Effectiveness of dry needling for upper-quarter myofascial pain: A systematic review and meta-analysis. Journal of Orthopaedic and Sports Physical Therapy, 43(9): 620-634.
61. Peuker, E.T., White, A. (1999). Anatomy for the clinical practice of acupuncture. Clinical Anatomy. 12(3): 174-182.
62. Ernst, E., White, A.R. (2001). Prospective studies of the safety of acupuncture: A systematic review. American Journal of Medicine. 110(6): 481-485.

63. Cummings, T.M., Baldry, P. (2007). Regional myofascial pain: Diagnosis and management. Best Practice and Research Clinical Rheumatology. 21(2): 367-387.
64. Aldlyami, E., Kulkarni, A., Reed, M.R., Muller, S.D. (2010). Partington Latex-free gloves: safer for whom? J. Arthroplasty. 25: 27-30.
65. Mayoral, O. (2009). Punción seca de los puntos gatillo: Una técnica sencilla para el tratamiento del dolor miofascial. Fisioterapia. 31(3): 126-134.
66. Ernst, E., White, A. (2001). Acupuncture and dry needling safety review: Infection risks and prevention. American Journal of Medicine. 110(6): 481-485.
67. Peuker, E.T., White, A. (1999). Anatomical considerations and needle safety in acupuncture. Clinical Anatomy. 12(3): 174-182.
68. Dann, J.J., Eckstein, M. (1992). The occurrence of infections with skin punctures: A prospective study of 5,000 punctures without skin preparation. Journal of Clinical Medicine. 8(4): 405-411.
69. Wit, M.J., Johnson, L.C., Baker, S.J. (1997). Risk of infections in trigger point dry needling: A review of 230,000 cases. Acupuncture in Medicine. 15(1): 35-40.
70. Zhang, X., Li, J., Zhou, Q. (2009). Infections in acupuncture and dry needling: Bacterial and viral complications. Chinese Journal of Traditional Medicine. 15(3): 21-28.
71. Rosenblatt, M.A., Abelson, S.A. (2005). Complications and safety considerations in acupuncture and dry needling: Puncture accidents and risk management. Pain Medicine. 6(1): 53-59.
72. García, M. J., López, R. A. (2022). Consideraciones sobre la punción seca: contraindicaciones y precauciones. Revista de Fisioterapia y Rehabilitación. 34(2): 123-130.
73. Fernández, A. L., Torres, S. (2021). Efectos de la punción seca en pacientes con condiciones médicas complejas. Journal of Pain Management. 29(4): 45-54.
74. Martínez, P. (2020). Terapia manual y punción seca: una guía práctica para el fisioterapeuta. Editorial Médica Panamericana.
75. Sánchez, T., Ruiz, J. (2019). Fisioterapia y manejo del dolor: enfoques contemporáneos. Elsevier.
76. Pérez, L. (2020). Contraindicaciones en la terapia de punción seca. Avances en fisioterapia. Springer. 245-260.

77. Morales, E. (2018). Evaluación y riesgos en la punción seca. En S. Fernández (Ed.), Terapias contemporáneas en dolor crónico. Editorial Médica. 115-130.
78. Rodríguez, A. (2021). Evaluación de la efectividad y seguridad de la punción seca en pacientes con dolor muscular: un estudio clínico. Tesis de maestría, Universidad de Barcelona.
79. Boyce, J.M., Pittet, D. (2002). Guideline for hand hygiene in health-care settings: Recommendations of the Healthcare Infection Control Practices Advisory Committee and the HICPAC/SHEA/APIC/IDSA Hand Hygiene Task Force. American Journal of Infection Control 30(8): S1-S46.
80. Health Service Executive (HSE). (2009). Standard precautions in health care. Health protection surveillance centre.
81. Strategy for the Control of Antimicrobial Resistance in Ireland (SARI). (2005). Guidelines for hand hygiene in Irish healthcare settings.
82. Ehrenkranz, N.J., Alfonso, B.C. (1991). Failure of bland soap handwash to prevent hand transfer of patient bacteria to urethral catheters. Infection Control and Hospital Epidemiology. 12(11): 654-662.
83. Paulson, D.S., Riccelli, E., Fendler, E. (1999). A comparison of the antimicrobial activity of plain soap, antimicrobial soap, and an alcoholic hand gel. Infection Control and Hospital Epidemiology. 20(6): 396-401.
84. Centro para el Control y la Prevención de Enfermedades (CDC). (2019). Guideline for infection control in healthcare personnel. Morbidity and Mortality Weekly Report. 68(3): 1-32.
85. Health Service Executive (HSE). (2009). Use of personal protective equipment (PPE) in healthcare settings.
86. World Health Organization (WHO). (2019). Best practices for injections and related procedures toolkit. WHO Guidelines on Injection Safety.
87. World Health Organization (WHO). (2009). WHO guidelines on hand hygiene in health care: First global patient safety challenge clean care is safer care.
88. Yunus, M.B., and Mense, S. (2019). Myofascial pain syndrome and trigger points: Clinical review and pathophysiology. Pain Medicine. 21(2): 179-190.
89. Cagnie, B., Dewitte, V., Barbe, T., Timmermans, F., Delrue, N. (2020). Needling therapies in the management of myofascial trigger points: A systematic review. American Journal of Physical Medicine and Rehabilitation. 99(4): 309-318.

90.Gattie, E., Cleland, J.A., Snodgrass, S.J. (2017). Dry needling for patients with musculoskeletal pain: A clinical commentary. International Journal of Sports Physical Therapy. 12(2): 227-236.
91.Kietrys, D. M., Palombaro, K. M., Azzaretto, E. (2019). Effectiveness of dry needling for upper-quarter myofascial pain: A systematic review and meta-analysis. Journal of Orthopaedic and Sports Physical Therapy. 43(9): 620-634.
92.Shah, J. P., Thaker, N. (2018). Myofascial pain and nociceptive trigger points: Time to integrate dry needling with evidence-based medicine. The Journal of Orthopaedic and Sports Physical Therapy. 48(1): 3-9.
93.Melzack, R., Wall, P.D. (1965). Pain mechanisms: a new theory. Science, 150(3699): 971-979.
94.Dommerholt, J., Fernández-de-las-Peñas, C. (2013). Trigger Point Dry Needling: An Evidence and Clinical-Based Approach. Churchill Livingstone.
95.Shah, J.P., Gilliams, E.A. (2008). Uncovering the biochemical milieu of myofascial trigger points using in vivo microdialysis: An application of muscle pain concepts to myofascial pain syndrome. Journal of Bodywork and Movement Therapies. 12(4): 371-384.
96.Langevin, H.M., Yandow, J.A. (2002). Relationship of acupuncture points and meridians to connective tissue planes. The Anatomical Record. 269(6): 257-265.
97.Dutton, M. (2018). Fundamentals of Musculoskeletal Assessment Techniques. 4th ed. New York: Elsevier.
98.Kettner, N., Ragnarsdottir, M. (2014). The Importance of Medical History and Physical Examination in the Clinical Setting. Journal of Physical Therapy Science. 26(4): 649-653.
99.Gillon, R. (2015). Informed Consent: A Guide for Healthcare Professionals. Journal of Medical Ethics. 41(5): 391-395.
100. Riazi, H., Dyer, C. B. (2016). Informed Consent: Ethical and Legal Considerations in Physical Therapy Practice. Physiotherapy Theory and Practice. 32(1): 37-46.
101. Groves, M. (2016). Documenting Informed Consent in Physical Therapy: An Ethical and Legal Imperative. Journal of Physical Therapy Education. 30(3): 15-22.
102. Schenck, K.L., Hall, R.M. (2018). Legal Considerations in Informed Consent for Physical Therapy. Journal of Legal Medicine. 39(3): 331-344.

103. McEwen, I.R., Pomeranz, B. (2015). Clinical Handbook of Physiotherapy. New York: Wiley.
104. Walker, J.A., Allen, S.S. (2017). Infection Control in Physical Therapy Practice. Journal of Physical Therapy Science. 29(9): 1665-1670.
105. Glover, J.E., Pomeranz, B. (2016). Patient Positioning and Ergonomics in Rehabilitation. Physical Therapy. 96(5): 617-626.
106. Sweeney, J., Murphy, A. (2019). Best Practices for Patient Positioning in Manual Therapy Techniques. Physiotherapy Theory and Practice. 35(2): 136-142.
107. Cummings, T.M., Cummings, T.J. (2015). Dry Needling: A Clinical Perspective. Journal of Manual and Manipulative Therapy. 23(3): 145-155.
108. Dommerholt, J. (2011). Myofascial Trigger Points: Pathophysiology and Evidence-Informed Diagnosis and Management. Journal of Manual and Manipulative Therapy. 19(3): 137-147.
109. Trevelyan, F.C., and Noyes, R.A. (2018). Post-Needling Care: Understanding the Role of Patient Education. Physical Therapy Reviews. 23(1): 22-31.
110. Dunning, J. et al. (2014). Dry Needling: A Comprehensive Review of the Literature. Acupuncture in Medicine. 32(3): 207-215.
111. Álvarez, A. (2015). Punción seca: Eficacia en el tratamiento del síndrome de dolor miofascial. Revista Internacional de Medicina y Ciencias de la Actividad Física y el Deporte. 15(59): 245-258.
112. Sato, T., Rosen, J. (2020). Effects of dry needling on muscle pain: a systematic review. Physiotherapy Theory and Practice. 36(4): 428-441.
113. Ursini, T., Tontodonati, M. (2018). The role of inflammation in muscle regeneration. Current Opinion in Rheumatology. 30(1): 38-43.
114. Bae, H., Kim, J. H., Lee, H. (2020). The effectiveness of dry needling for myofascial trigger points: A systematic review and meta-analysis. Archives of Physical Medicine and Rehabilitation. 101(9): 1626-1638.
115. López-de-Silva, M., et al. (2021). Electroacupuncture versus dry needling for myofascial pain syndrome: A randomized controlled trial. Pain Medicine. 22(1): 123-130.
116. Huang, Y., et al. (2023). Efficacy of dry needling combined with electrical stimulation for myofascial pain syndrome: A systematic review and meta-analysis. Pain Medicine. 24(2): 331-340.

117. Kumar, S., Dhanjal, M. (2023). Effects of electroacupuncture and dry needling on myofascial pain: A randomized controlled trial. Journal of Bodywork and Movement Therapies. 30: 234-240.
118. García, A., Peñas, C. (2023). Efficacy of dry needling in myofascial pain syndrome: A systematic review and meta-analysis. Journal of Rehabilitation Medicine. 55(1).
119. Klein, A.J., Cohen, M.L. (2021). Trigger point dry needling: A systematic review of the evidence. Archives of Physical Medicine and Rehabilitation. 102(10): 1852-1860.
120. López, I., et al. (2020). Effectiveness of dry needling for myofascial pain: A systematic review and meta-analysis. Physical Therapy Reviews. 25(4): 237-250.
121. Teodorczyk, J.A., Injeyan, H.S. (2021). Efficacy of dry needling in patients with chronic musculoskeletal pain: A narrative review. Pain Research and Management. 1-9.
122. González, M., Peñas, C. (2022). Dry needling in neuromuscular rehabilitation: A systematic review. Physiotherapy Theory and Practice. 38(2): 194-206.
123. Böning, R., Marziniak, M. (2020). Central sensitization in chronic pain: A review. Pain Physician. 23(1): 17-26.
124. Klein, A.J., Cohen, M.L. (2022). Dry needling for myofascial trigger points: A systematic review and meta-analysis. Archives of Physical Medicine and Rehabilitation. 103(3): 513-524.
125. Aukerman, M.A., et al. (2020). The role of neuroplasticity in chronic pain syndromes. Pain Management. 10(5): 325-332.
126. Márquez, R.L., Rios, J. (2021). The effects of dry needling on myofascial pain syndrome: A review of the literature. NeuroRehabilitation. 49(1): 1-11.
127. Jiang, Y., et al. (2023). Effects of dry needling on spasticity and muscle tone in stroke patients: A systematic review and meta-analysis. Journal of Stroke and Cerebrovascular Diseases. 32(5).
128. Bennett, M.I., Raftery, J. (2019). Central pain mechanisms: Understanding the role of sensitization in the management of chronic pain. British Journal of Pain. 13(1): 19-25.
129. Shah, J.P., Thaker, H. (2023). "Nonmyofascial Trigger Points: A Comprehensive Review." Journal of Pain Research. 16: 107-119.

130. Klein, M.J., et al. (2021). "Non-myo-fascial Trigger Points: An Underrecognized Cause of Pain." Journal of Bodywork and Movement Therapies. 25(4): 767-773.
131. Álvarez, D. J., Rockwell, P. G. (2022). "Understanding Non-Myo-Fascial Pain: A Review of Trigger Points and Related Conditions." Pain Medicine. 23(8): 1433-1442.
132. Meyer, M.F., et al. (2022). "Exploring the Mechanisms Behind Dry Needling in Non-myo-fascial Pain: An Evidence-Based Approach." Clinical Rehabilitation. 36(6): 760-771.
133. Tashjian, R.Z., et al. (2021). "Clinical Approaches to Nonmyofascial Trigger Points." Pain Physician. 24(2): 97-106.
134. Tough, E.A., White, A.R. (2022). "The Role of Dry Needling in Treating Non-Myo-fascial Pain." Current Pain and Headache Reports. 26(6): 455-462.

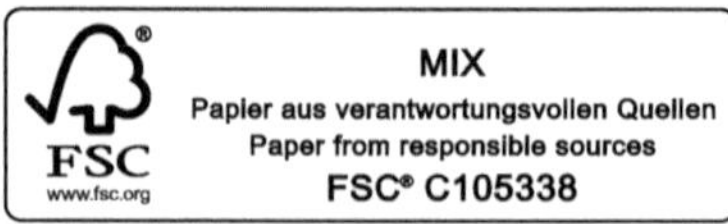

Printed by Books on Demand GmbH, Norderstedt / Germany